Bibliografische Information der Deutschen Nationalbibliothek:

Die Deutsche Bibliothek verzeichnet diese Publikation in der Deutschen Nationalbibliografie; detaillierte bibliografische Daten sind im Internet über http://dnb.d-nb.de/ abrufbar.

Impressum:

Druck und Bindung: Books on Demand GmbH, Norderstedt Germany
ISBN: 9783640562473

Dieses Buch bei GRIN:

http://www.grin.com/de/e-book/145764/patientenrelevante-endpunkte-kommt-es-bei-der-evaluation-auf-den-patienten

Mandy Rudolphi

Patientenrelevante Endpunkte: Kommt es bei der Evaluation auf den Patienten an?

GRIN Verlag

Inhaltsverzeichnis

Abbildungsverzeichnis 4

Tabellenverzeichnis 5

1 Einleitung 6

2 Evaluation 9

2.1 Evaluation und Qualitätsberichterstattung 11

2.1.1 Vier mögliche Vorgehensweisen 12

2.2 Gesundheitsökonomische Evaluation 13

3 Patientenbefragungen 14

3.1 Warum sollen Patienten befragt werden? 14

3.2 Kunde, Klient oder Patient? 15

3.3 Begründung für Patientenorientierung 16

3.4 Nutzen von Patientenbefragungen 18

3.5 Grenzen und Probleme von Patientenbefragungen 19

3.6 Bedeutsamkeit der Sichtweise von Patienten 20

3.7 Patientenbefragung und patientenorientiertes Qualitätsmanagement 21

3.8 Patientenbefragung und Patientenkompetenz 22

3.8.1 Patientenkompetenz 22

3.8.2 Begriffsbestimmung Patientenkompetenz 22

3.8.3 Grenzen der Patientenkompetenz 23

3.8.4 Patientenkompetenz und nicht-medizinische Behandlungsaspekte 24

3.8.5 Patientenkompetenz und Patientenpartizipation 25

3.8.6 Patientenkompetenz und medizinische Behandlungsaspekte 26

3.9 Validität und Verwertungsrelevanz von Patientenurteilen 26

4 Patientenzufriedenheit 28

4.1 Patientenzufriedenheit – Wie messen? 29

4.1.1 Methoden zur Messung der Patientenzufriedenheit 30

4.1.2 Kriterien zur Wahl eines Befragungsinstrumentes zur Messung der Patientenzufriedenheit 32

4.1.3 Entwicklungsmethodik des Befragungsinstrumentes 33

4.2 Patientenzufriedenheit und Strukturqualität 34

4.3 Patientenzufriedenheit und Prozessqualität 34

4.4 Patientenzufriedenheit und Ergebnisqualität 35

4.5 Modelle der Patientenzufriedenheit 36

4.5.1 Das Evaluationsmodell 37

4.5.2 Das Diskrepanzmodell 40

5 Praktisches Beispiel der patientenzentrierten Evaluation 42

5.1 Kurzfassung 42

5.2 Fragestellung 43

5.3 Ablauf 43

5.4 Methoden 44

5.5 Realisierte Stichprobe und Repräsentativität 44

5.6 Ergebnisse 45

5.7 Zusammenfassung und Interpretation 45

6 Schlusswort 47

Literaturverzeichnis 49

Internetverzeichnis 53

Abkürzungen 58

Abbildungsverzeichnis

Abbildung 1: **Patientenorientierte Qualitätssicherungszyklus,** *S. 21*

Quelle: Gaucher 1993; John 1991; Selbmann 1995, zit. nach Satzinger, W. et al. 2001, S. 35

Abbildung 2: **Modell der Versorgungsqualität aus Patientensicht nach Wilde,** *S. 38*

Quelle: Wilde u.a. 1993, zit. nach Blum, K. 1995, S. 75

Tabellenverzeichnis

Tabelle 1: **Ökonomische Evaluationsstudien,** *S. 13*

Quelle: Troschke, J.v., Mühlbacher, A. 2004, S. 139

1 Einleitung

„Patientenbefragungen sind eine alte und häufig angewandte Methode."[1]

Dem Thema der Patientenbefragungen kann man sich grundsätzlich aus unterschiedlichen Perspektiven annähern, wie:

- Ethische Perspektive
- Medizinische Perspektive
- Perspektive der Qualitätsdiskussion
- Organisationswissenschaftliche Perspektive
- Management- und Wettbewerbsperspektive
- Kontrollperspektive der Leitung

(Hildebrandt, H., Martini, O., zit. nach Schupeta, E., Hildebrandt, H. 1999, S. 13f.)

In der Literatur werden Patientenrelevante Endpunkte mit folgenden Indikatoren angegeben:

- Mortalität
- Morbidität (Beschwerden und Komplikationen)
- Gesundheitsbezogene Lebensqualität
- Interventions- und erkrankungsbezogener Aufwand
- Patientenzufriedenheit

Klinische Studien werden in der Regel so konzipiert, dass krankheitsbezogene Effekte gemessen werden. Diese Effekte können für Patienten Bedeutung haben oder auch nicht. Darüber hinaus kann das Ausmaß des Nutzens oder des Risikos von Patienten individuell unterschiedlich eingeschätzt werden. Beispielsweise können Menschen, die eine Erkrankung oder Verletzung (erlebt) haben, und diejenigen, die dies nicht persönlich erlebt haben, Nutzen und Risiken unterschiedlich empfinden und bewerten. Viele Studien messen Surrogate als vermutete Indikatoren für ein patientenrelevantes Ergebnis. Der direkte

[1] Hildebrandt, H., Martini, O., zit. nach Schupeta, E., Hildebrandt, H. 1999, S. 13

Rückschluss von einer Veränderung einer Surrogatvariablen auf die Veränderung eines patientenrelevanten Ereignisses ist jedoch nicht ohne weiteres möglich.[2]

Über klinisch relevante Ereignisse wie Mortalität, Morbidität und unerwünschte Wirkungen der medizinischen Intervention hinaus können auch andere Effekte oder Ereignisse für Patienten Bedeutung haben, wie z.B.:

- Krankheitsbezogene Lebensqualität, einschließlich der Auswirkung auf die Alltagsaktivitäten und das Wohlbefinden,
- Annehmlichkeiten, Umstände und Aufwand der Behandlung,
- Behandlungszufriedenheit und –präferenzen,
- Auswirkungen auf Angehörige.

(IQWiG 2005b, S. 7f.)

Ergebnisse, die für die Patienten wichtig sind, sollten berücksichtigt werden, bevor bewertende Schlussfolgerungen über Interventionen getroffen werden. Daten solcher Ergebnisse können die Aussagen einer systematischen Übersicht wesentlich ändern. Zusätzlich muss berücksichtigt werden, ob Ergebnisse auf Patienten-Untergruppen (z.B. Geschlechtsunterschiede, verschiedene Altersgruppen) übertragbar sind, und ob Ergebnisse aus langfristigen Untersuchungen vorliegen.[3] Sofern ableitbar, sollte dargestellt werden, ob die Größenordnung des Effekts einer Intervention für Patienten relevant ist. Diese Daten werden wenn möglich an Hand der Literaturrecherche inkl. der Auswertung der Ergebnisse qualitativer Forschung und Patienten- und Angehörigenbefragung (z.B. mittels Fokusgruppenbefragung) erlangt. Die externe Validität von vielen patientenrelevanten Zielgrößen kann von kulturellen und sozialen Gegebenheiten beeinflusst werden und kann sich im Verlauf der Zeit ändern. Darüber hinaus kann die Einschätzung einer Intervention schon alleine dadurch beeinflusst werden, dass es sich um eine Neuentwicklung handelt.[4]

---

[2] IQWiG 2005b, S. 7f.
[3] IQWiG 2005b, S. 7f.
[4] IQWiG 2005b, S. 7f.

Im Fokus dieser Arbeit stehen die Patienten mit ihren Kontaktpunkten in unserem Gesundheitssystem.[5] Zu Beginn dieser Arbeit erfolgt eine kurze Klärung dessen, was Evaluation ist. Anschließend wird der Nutzen von Patientenbefragungen ausführlich diskutiert, bevor im nächsten Teil der Arbeit die Patientenzufriedenheit dargestellt wird. Zum Ausklang dieser Arbeit wird ein praktisches Beispiel aus der patientenzentrierten Evaluation vorgestellt. Resümierend werden meine Ausführungen in einem Schlusswort reflektiert.

[5] Insbesondere was den stationären Sektor betrifft, also vor allem in Bezug auf den Krankenhausbereich.

2 Evaluation

„Evaluation ist die Bewertung von Programmen, Maßnahmen und Institutionen. Bewertet werden:

- die Wirkungen von Maßnahmen (Effektivitätsprüfung, Gegenüberstellung von Zielen und Erfolgen) oder
- das Kosten-Nutzen-Verhältnis von Maßnahmen (Effizienzprüfung, Gegenüberstellung von Erfolg und Aufwand)."

(vgl. BZgA 2003, S. 32)

Der Begriff Evaluation kommt aus dem Lateinischen *valere* und bedeutet soviel wie *stark sein, kräftig sein, gesund sein, sich wohl befinden* etc. Im Englischen *value* was soviel wie *Wert, bewerten, schätzen* bedeutet. Im Allgemeinen kann man sagen, dass Evaluation die Auswertung von Erfahrungen und daran anschließend die Qualitätsbewertung von Verfahrensweisen in der wissenschaftlichen Forschung ist. Evaluation misst die Stärke von Programmen im Sinne ihrer Ziele. Die Evaluation bedient sich der Methoden der Sozial- und Wirtschaftswissenschaften. Die häufig benutzten Methoden sind die Befragung und Beobachtung, darüber hinaus werden systematische Dokumentation mit Dokumentationsbögen und –rastern eingesetzt.[6] Es gibt zahlreiche Unterscheidungskriterien für verschiedene Evaluationsformen.

Wesentlich ist die Unterscheidung zwischen[7]:

- formativer Prozessevaluation (die die Planung, Durchführung und Wirkung der einzelnen Elemente einer Maßnahme oder eines Programms in ihrem Verlauf („Prozess") untersucht und durch die Rückkopplung von Zwischenergebnissen zu ihrer Optimierung beiträgt („formativ", dies ist die Überprüfung der Prozessqualität im Rahmen von Qualitätssicherung)
- summativer Produktevaluation, die das Endergebnis einer Maßnahme oder eines Programms untersucht („Produkt") und dabei den Gesamteffekt aller Teilmaßnahmen bewertet („summativ", Überprüfung der Ergebnisqualität).

---

[6] Vgl. BZgA 2003, S. 32
[7] Vgl. BZgA 2003, S. 32f.

Es gilt als anerkannt, dass eine Mischform von Prozess- und Produktevaluation den größten Nutzen entfaltet. Evaluation ist keine ausschließliche Expertensache, jeder Mensch überprüft im Alltag die Wirksamkeit seines Handelns (Arbeitsplatz, Kindererziehung etc.), jedoch mit der Gefahr der Voreingenommenheit und selektiven Wahrnehmung.[8] Aus dieser Sicht kann der Terminus Evaluation definiert werden als Versuch der stärkeren Objektivierung der Bewertung von Veränderungen durch[9]:

- den Einsatz systematischer Beobachtungsmethoden,
- die Erhöhung der Anzahl der Beobachter und
- die Erhöhung der Anzahl der Beobachtungen.

Evaluation sollte bereits während der Planungsphase von Projekten begonnen werden, weil sich so zahlreiche nützliche Bezüge ergeben könnten. Aus einem engen Verständnis heraus hat Evaluation hauptsächlich den Sinn, aus der Kenntnis von Erfolgen und Misserfolgen zu lernen, durch den Beleg von Erfolgen die eigene Arbeit zu legitimieren. Ein weiteres Verständnis betont den Nutzen, den Evaluation bereits bei der Programmplanung und –durchführung entfaltet. **Evaluation sollte ein integraler Bestandteil jeder gesundheitsfördernden Maßnahme sein, weil sie grundlegende Funktionen erfüllt**[10]:

- Kontrolle der Zielerreichung,
- Formulierung erreichbarer Ziele,
- Formulierung beobachtbarer Ziele,
- Definition von Zielgruppen,
- Prozess- und Zielkorrektur,
- Dokumentation und Legitimation,
- Anregung zur Publikation.

Für eine interne Evaluation spricht die Programmnähe, d.h. die Kenntnis der Einflussfaktoren auf die Ergebnisse. Hier liegt aber auch die Gefahr der fehlenden Distanz zum eigenen Handeln, die für eine unbefangene Bewertung nötig ist. Mit der Vergabe von Evaluationsaufträgen an externe Personen/Institute wird im Idealfall Erfahrung und Know-how aus vergleichbaren Projekten zugekauft, was bereits in der Planungsphase genutzt

[8] Vgl. BZgA 2003, S. 33
[9] BZgA 2003, 33
[10] BZgA 2003, S. 33

werden kann. In jeden Fall ist Evaluation personalintensiv und erfordert freie Mittel bzw. freie eigene Personalkapazitäten.[11] Praxisnahe Evaluation muss im Gegensatz zu wissenschaftlicher Evaluation nicht mit hohem methodischem Anspruch durchgeführt werden. Sie muss sich oft begrenzen auf Indikatoren, die indirekt au die Wirksamkeit oder Unwirksamkeit gesundheitsfördernder Maßnahmen hindeuten.[12] Ein Problem von Evaluation in der Gesundheitsförderung liegt in der fehlenden Vergleichbarkeit von Ergebnissen. Neuere Bemühungen zielen daher auf Empfehlungen zur Standardisierung der eingesetzten Fragestellungen.[13]

2.1 Evaluation und Qualitätsberichterstattung

„Mit steigendem Aufwand und zunehmender Intransparenz des Leistungsgeschehens wächst bei Entscheidungsträgern wie auch bei den zu immer höheren Beiträgen und Zuzahlungen gezwungenen Versicherten und Patienten das Interesse an verlässlichen Informationen über Qualität und Kosten im Gesundheitswesen.“[14]

Die Komplexität des Gegenstandes und der weltweit immer noch eher unterentwickelte Stand der evaluierten Wissenschaften im Gesundheitswesen legen nahe, zunächst einmal die bisher praktizierten Verfahren gegenüberzustellen, um dadurch eine Basis für die Formulierung des zukünftigen Forschungs- und Entwicklungsbedarfs zu gewinnen. Ein möglicher Erkenntnisgewinn: die recht unterschiedlichen Annahmen darüber zu verdeutlichen erlaubt, was im Gesundheitswesen als qualitätsrelevant erachtet wird. Bemühungen um Transparenz im Gesundheitswesen beziehen sich auf zweierlei: *auf die Beschreibung und Beurteilung des Leistungsgeschehens und auf die Offenlegung der dabei verwendeten Konzepte und Methoden.* Evaluation und Qualitätsberichterstattung sind Instrumente zur rationalen Gestaltung von Strukturen, Prozessen und Ergebnissen im Gesundheitswesen. Ob und für welche Zwecke diese Instrumente eingesetzt werden, fällt primär in die auftraggebenden Instanzen. Die wissenschaftliche Evaluation verfolgt ganz bestimmte praktische Zwecke: z.B. die Legitimation bzw. Rechtfertigung bestimmter Tätigkeiten oder

[11] BZgA 2003, S. 33
[12] BZgA 2003, S. 33
[13] BZgA 2003, S. 34
[14] Badura, B., zit. nach Badura, B., Siegrist, J. 2002, S. 15

Kapazitäten oder ihrer Verbesserung im Sinne von erhöhter Angemessenheit, Wirksamkeit oder Effizienz.[15] Evaluation und Qualitätsberichterstattung dienen der Dokumentation und Bewertung der Leistungsfähigkeit einzelner Akteure oder ganzer Versorgungssysteme unter Alltagsbedingungen.[16]

2.1.1 Vier mögliche Vorgehensweisen

Bewertung (Evaluation) ist ähnlich wie Beobachtung und Deutung ein unverzichtbares Element jedweden zielorientierten Handelns. Die Wissenschaftliche Evaluation unterscheidet sich vom alltäglichen Handeln und Bewerten dadurch, dass bestimmte methodische und d.h. letztendlich rational rekonstruierbare bzw. nachvollziehbare Regeln und Vorgehensweisen beachtet werden müssen. Gegenstände wissenschaftlicher Evaluation unterscheiden sich in ihrer Komplexität und zeitlichen Ausdehnung. Im Gesundheitswesen lassen sich gegenwärtig zur fachlichen Bewertung vier verschiedene Vorgehensweisen identifizieren:

- Die Beurteilung einzelner Aktionsprogramme oder Projekte anhand gesetzlicher Ziele und angestrebter Ergebnisse.
- Die epidemiologische Beurteilung personenbezogener Interventionen, z.B. einzelner Wirkstoffe oder chirurgischer Eingriffe, durch kontrollierten Vergleich der Ergebnisse einer Interventions- und einer Kontrollgruppe.
- Die Beurteilung einzelner Handlungsweisen bzw. Handlungssysteme mit Hilfe vorgegebener Standards bzw. Leitlinien.
- Die Beurteilung einzelner Arbeitsleistungen, Organisationen oder ganzer Gesundheitssysteme durch empirischen Vergleich mittels standardisierter Kennziffern bzw. Indikatoren.

(Badura, B., zit. nach Badura, B., Siegrist, J. 2002, S. 19)

In der Literatur sind bisher insbesondere die ersten drei Vorgehensweisen diskutiert worden, besser bekannt unter der Bezeichnung: Programmevaluation, prozessorientierte und ergebnisorientierte Verfahren.[17]

---

[15] Vgl. Badura, B., zit. nach Badura, B., Siegrist, J. 2002, S. 16f.
[16] Badura, B., zit. nach Badura, B., Siegrist, J. 2002, S. 18
[17] Vgl. Badura, B., zit. nach Badura, B., Siegrist, J. 2002, S. 19

2.2 Gesundheitsökonomische Evaluation

„Zur Prüfung der Kosten und Untersuchung der Wirtschaftlichkeit alternativer medizinischer Behandlungsformen wurden in der Gesundheitsökonomie spezifische Untersuchungsansätze und Methoden entwickelt.“[18]

Der Nutzen medizinischer Behandlungen kann bestehen in der Heilung von Krankheiten, der Verbesserung der Lebensqualität, der erfolgreichen Behandlung kritischer Zustände, der Wiederherstellung normaler Funktionen oder der Verhinderung zukünftiger Krank-heiten. Klinische Studien werden häufig an Universitätskliniken mit selektierten Patientenpopulationen durchgeführt, während sich die Versorgungsforschung vor allem die Wirksamkeit unter Alltagsbedingungen interessiert. Ein übergreifender Ansatz zur Bewertung von Technologien und Verfahren ist das Health Technology Assessment (HTA).[19] Zur Durchführung der gesundheitsökonomischen Evaluation stehen verschiedene Verfahren zur Verfügung *(vgl. folgende Tabelle 1)*.

Tabelle 1: Ökonomische Evaluationsstudien

Studien-Typen	**Fragestellungen**
Krankheitskosten-Studie	Welche Ausgaben werden durch eine Krankheit verursacht?
Kosten-Studie	Welche Kosten werden durch eine medizinische Intervention verursacht?
Kosten-Minimierungs-Studien	Welches ist, unter der Annahme gleicher Ergebnisse, die kostengünstigere Intervention bei der Behandlung einer Krankheit?
Kosten-Nutzen-Studien	Wie groß ist der monetäre Nutzen in Relation zu den Kosten bei der Behandlung einer Krankheit?
Kosten-Effektivitäts-Studien	Wie groß ist der objektive Nutzen, gemessen in medizinischen Ergebnisparametern, in Relation zu den Kosten bei der Behandlung einer Krankheit?
Kosten-Nutzwert-Studien	Wie groß ist der subjektive Nutzen, gemessen in Surrogatparametern der Lebenslänge und –qualität, in Relation zu den Kosten bei der Behandlung einer Krankheit?

Quelle: Troschke, J.v., Mühlbacher, A. 2004, S. 139

[18] Troschke, J.v., Mühlbacher, A. 2004, S. 137
[19] Vgl. Troschke, J.v., Mühlbacher, A. 2004, S. 138

3 Patientenbefragungen

Das Lateinische patiens heißt im Deutschen ertragend, erduldend, abgehärtet, geduldig, nicht nachgebend.[20] Es muss also schon lange her sein, als man begann, kranke Menschen mit Patienten zu bezeichnen. Man wollte wohl mit der Bezeichnung ausdrücken, dass ein kranker Mensch seine Krankheit zu ertragen bzw. zu erdulden hat.[21]

„ „Patientenbefragung" – wie geläufig doch dieses ungelenke Wort inzwischen geworden ist! Jedenfalls wissen heute die meisten derer, die im Gesundheitswesen arbeiten oder „von außen" sich mit ihm beruflich befassen, dass damit nicht schlicht die Erkundigungen gemeint sind, die medizinisches Personal im alltäglichen Versorgungsgeschehen – beim anamnestischen Gespräch in der Arztpraxis etwa, bei einer Aufnahme ins Krankenhaus oder der Visite am Krankenbett – von den zu behandelnden Personen einholt, auch nicht die Auskünfte, um die Probanden im Zuge klinischer Studien gebeten werden."[22]

Assoziiert wird mit Patientenbefragung vielmehr der Versuch, von den primären Nutzern ambulanter und stationärer Versorgungseinrichtungen, also den Patienten/Innen, persönliche Aussagen über ihre Erwartungen und Erfahrungen, Anliegen und Ansichten systematisch zu ermitteln.

3.1 Warum sollen Patienten befragt werden?

Der theoretische Hintergrund und die Methode zur Patientenbefragung sind in Forschungsprojekten untersucht worden und werden auch weiterhin Untersuchungsgegenstand sein. Es gibt auch zahlreiche praktische Ansätze, aus denen Nutzen und Grenzen einer Patientenbeteiligung deutlich werden. Auf die Frage warum sollen Patienten befragt werden lautet die Antwort zunächst einfach und pauschal: Weil hieraus ein Nutzen im Sinne einer Prozessoptimierung erwartet wird.[23] Er kommt allen am Prozess Beteiligten zugute: z.B. durch Kosteneinsparung für Krankenkassen, Krankenhausträger und Ver-sicherte, bessere Zielerreichung und höhere Berufzufriedenheit für die im Gesundheits-wesen Tätigen, mehr

[20] Vgl. Satzinger, W. et al. 2001, S. 11; Vgl. Menge, H. 2001, S. 378
[21] Vgl. Satzinger, W. et al. 2001, S. 11
[22] Blum, K., Satzinger, W., Buck, R., zit. nach Satzinger W. et al. 2001, S. 25
[23] Estorff-Klee, A., zit. nach Ruprecht, Th. M. 1998, S. 11

Lebensqualität, Würde und Wohlbefinden für die Patienten. Nutzen ergibt sich, wenn Unzufriedenheit abgestellt wird.[24]

3.2 Kunde, Klient oder Patient?

„In Publikationen, die sich im weitesten Sinne auf Themen der Gesundheitsversorgung beziehen, werden die Empfänger dieser Leistungen unterschiedlich als Kunde, Klient oder Patient bezeichnet."[25]

Zum größten Teil verzichten Autoren auf eine Begründung ihrer Begriffswahl. Bei Publikationen, die sich auf fachliche Aspekte von pflegerischer oder medizinischer Versorgung beziehen taucht der Begriff des Patienten auf. Bei Themen, die eine mehr (psycho-) therapeutische Ausrichtung haben, wird vom Klienten gesprochen. Bei ökonomischen Fragestellungen werden die Empfänger/Nutzer von Versorgungsleistungen als Kunden tituliert.[26] In der Diskussion über die Qualität im Gesundheitssystem fällt auf, dass immer häufiger der Begriff des Kunden verwendet wird. Dieser begriffliche Wandel scheint Ausdruck für Veränderungen in der Bewertung der Nutzer von Gesundheitsversorgung zu sein. Die Verwendung des Kundenbegriffs macht auch deutlich, dass pflegerische Versorgung zunehmend als eine personenbezogene Dienstleistung verstanden wird.[27]
Mit der Bezeichnung der Empfänger von Gesundheitsleistungen als Kunden, Klienten oder Patienten sind jeweils unterschiedliche Konnotationen beziehungsweise Rollenerwartungen verbunden. Ein unterscheidendes Merkmal zwischen dem Status des Kunden, dem des Klienten und dem des Patienten ist das jeweilige Ausmaß an Selbstbestimmung und Souveränität in der Dienstleitungsbeziehung.
Kunden sind Menschen, die informiert eine unabhängige Entscheidung nach Abwägung von Preis, Leistung und Qualität über den Kauf einer Dienstleistung treffen. Der Kunde durchläuft einen weitgehend freien Entscheidungsprozess, bevor er sich zum Kauf ent-

[24] Estorff-Klee, A., zit. nach Ruprecht, Th. M. 1998, S. 11
[25] Müller, K., Thielhorn, U. 2000, S. 26
[26] Vgl. Müller, K., Thielhorn, U. 2000, S. 26
[27] Vgl. Müller, K., Thielhorn, U. 2000, S. 26

scheidet und die entsprechende Leistung bezahlt. Auch erwartet der Kunde vom Dienstleistungsanbieter einen gewissen Service.[28]

Klienten gehen nach einem Entscheidungsprozess freiwillig eine Dienstleistungsbeziehung ein, die jedoch im Gegensatz zum Kunden von einer latenten Abhängigkeit geprägt ist. Der Klient hat einen endogenen oder exogenen Bedarf an dieser Dienstleistung. Auch legt der Klient eigene Maßstäbe an den Dienstleister an und entscheidet sich in der Regel frei für einen Anbieter. Sie bewerten die Anbieter nach individuellen Kriterien und wählen nach ihren Ansprüchen aus.[29]

Patienten nehmen medizinische und/oder pflegerische Leistungen in Anspruch aufgrund einer Einschränkung ihrer Gesundheit. Ohne diese Dienstleistung ist eine Alltagsbewältigung nicht mehr möglich. Der Bedarf ist folglich unmittelbar und dringlich. Ein Ausprobieren verschiedener Anbieter wird für viele Patienten eher unmöglich sein, weil ihre kontinuierliche Versorgung gewährleistet sein muss. Auch besitzen Patienten meist nur geringe Fachkenntnisse, was die Bewertung eines Dienstleistungsangebotes erschwert.[30]

Sinnvoll erscheint es für eine Verwendung der Begriffe Kunde, Klient und Patient in Abhängigkeit des jeweiligen Kontextes zu benutzen. Insbesondere die Verwendung des Begriffes Patient ist im Kontext individuellen Krankheitserlebens, subjektiver Wahrnehmungen und Qualitätseinschätzungen sinnvoll.[31]

3.3 Begründungen für Patientenorientierung

Für die Begründung der Patientenorientierung gibt es mehrere Argumente, die im Folgenden vorgestellt werden.

- *Das gesellschaftliche Argument:*

Die Stärkung des Laien gegenüber den Professionen. Die Befreiung des Menschen aus teils selbst verschuldeter Unmündigkeit, teils von Professionellen verursachter Machtlosigkeit, bedeutet die Fortführung eines groß angelegten Projekts der Moderne. Dies gilt auch für die Stärkung des Laien gegenüber der professionellen Dominanz im Medizinbereich.[32]

[28] Vgl. Müller, K., Thielhorn, U. 2000, S. 26f.
[29] Vgl. Müller, K., Thielhorn, U. 2000, S. 27
[30] Vgl. Müller, K., Thielhorn, U. 2000, S. 27
[31] Vgl. Müller, K., Thielhorn, U. 2000, S. 32f.
[32] Trojan, A., zit. nach Ruprecht, Th. M. 1998, S. 18

- *Das demokratische Argument:*

Gesundheit ist ein gesellschaftliches Allgemeingut und ein individuelles Gut. Nach Trojan kann die Stärkung von Selbsthilfegruppen und Patientenrechten erheblich zur Sicherung des Allgemeingutes Gesundheit beitragen. Das Gesundheitswesen als Markt verstärkt die Wahrnehmung von Gesundheit als individuelles Gut. Mehr Wahlfreiheit des informierten und mündigen Patienten durch größere Transparenz im Gesundheitswesen entstammt primär der ökonomischen Logik.[33]

- *Das ethische Argument:*

In Veröffentlichungen der 70er Jahre zur Humanisierung des Krankenhauses finden sich fast alle Qualitätsdimensionen der heutigen Diskussion als Humanitäts-Aspekte wieder. [34]

- *Das medizinisch-fachliche Argument:*

In Lehrbüchern der Medizinsoziologie und Medizinpsychologie findet sich der Faktor Patientenzufriedenheit als Zielvariable, weil er mit guter Compliance und erfolgreicher Psychotherapie korreliert. In neuerer Zeit gilt Patientenzufriedenheit als relevante Outcome-Variable, also als Rückmeldung über den Behandlungserfolg.[35]

- *Das ökonomische Argument:*

Der Patient ist die relevante Zielgröße des Gesundheitswesens geworden. Die Stimme des Patienten hat Gewicht bekommen. Durch Befragungen im Rahmen des Qualitätsmanagements verspricht man sich stärkere Nachfrageorientierung und größere Bedarfsgerechtigkeit, mehr Effektivität, Effizienz und Kundenzufriedenheit. Die offensichtliche Schwäche liegt darin, dass König nur der zahlende Kunde ist, von Krankenkassen nur die guten Risiken gewünscht werden, von Leistungsträgern nur solche Patienten, bei denen unter dem Strich nur schwarze Zahlen geschrieben werden können.[36]

- *Das Qualitätsargument:*

Patientenbefragungen können der Selbstkontrolle bzw. der internen Qualitätssicherung dienen. Sie können aber auch den Charakter einer externen Qualitätssicherung haben. Dies

[33] Trojan, A., zit. nach Ruprecht, Th. M. 1998, S. 19
[34] Trojan, A., zit. nach Ruprecht, Th. M. 1998, S. 19
[35] Trojan, A., zit. nach Ruprecht, Th. M. 1998, S. 19
[36] Trojan, A., zit. nach Ruprecht, Th. M. 1998, S. 19

ist insbesondere der Fall, wenn Sozialleistungsträger, also Krankenkassen oder Rehabilitationsträger Einrichtungen miteinander vergleichen.[37]

- *Das Wettbewerbsargument:*

Patientenorientierung kann mit symbolischen Gesten vorzutäuschen oder zu praktizieren, kann Wettbewerbsvorteile für Versicherer und einzelne Institutionen des Gesundheitswesens in der Konkurrenz zu ihren Mitbewerbern erbringen. Die aktuelle Antriebsfeder für Patientenorientierung und die Durchführung von Patientenbefragungen scheint nach Trojan die Konkurrenz bzw. der Wettbewerb zu sein.[38]

3.4 Nutzen von Patientenbefragungen

Trojan erscheinen folgende Evaluationskriterien für den Nutzen von Patientenbefragungen besonders wichtig:

- die Zahl der der identifizierten Probleme und Unzufriedenheitsbereiche,
- die Angemessenheit der Vermittlung an die Adressaten, d.h. an die Agenten der Qualitätssicherung,
- Akzeptanz und Interesse des Personals an den Befragungsergebnissen,
- die Zahl und Angemessenheit der tatsächlich ergriffenen Maßnahmen zur Problembekämpfung bzw. Qualitätsverbesserung sowie,
- die messbare Verbesserung der Qualität, z.B. bei einer folgenden Befragung.

(Trojan, A., zit. nach Ruprecht, Th. M. 1998, S. 20)

In den meisten Veröffentlichungen über Patientenbefragungen wird das Thema der Umsetzung gar nicht behandelt. Gründe: Beispielsweise die lange Dauer bis zum Abschluss der Auswertungen, die wenig entwickelte Kultur des Qualitätsmanagements in Krankenhäusern, das Sich-Zufriedengeben mit der Demonstration von Patientenorientierung mittels einer Patientenbefragung etc. Trojan bringt ein Beispiel an: Eine Klinik hatte eine Patientenbefragung durchgeführt und diese Studie wegen ihrer durchweg positiven Ergebnisse beiseite gelegt und nicht weiter verwendet.[39]

[37] Trojan, A., zit. nach Ruprecht, Th. M. 1998, S. 20
[38] Trojan, A., zit. nach Ruprecht, Th. M. 1998, S. 20
[39] Trojan, A., zit. nach Ruprecht, Th. M. 1998, S. 20

3.5 Grenzen und Probleme von Patientenbefragungen

Die Probleme einer Patientenbefragung beginnen mit Design und Konzeption der Studie. Hierdurch wird durch die Reichweite der Aussagen und der spätere Nutzen schon weitgehend bestimmt. In diesem Anfangsstadium überschneiden sich die inneren und äußeren Grenzen von Patientenbefragungen.[40]

Externe Grenzen von Patientenbefragungen[41]

- Das Qualitätsverständnis vieler Mediziner
- Zweifel an der Beurteilungskompetenz und Objektivität der Patienten
- Blindheit gegenüber falschen Indikationsstellungen des Medizinsystems
- Vertuschung der „Rosinenpickerei"
- Blindheit gegenüber falscher Angebotsstruktur des Gesamtsystems
- Zweifel am Verhältnis zwischen Aufwand und Ertrag

Interne Grenzen von Patientenbefragungen[42]

- Problemsensitivität und –spezifität
- Unsicherheit über das Zentralkonzept Patientenzufriedenheit
- Frage des besten Zeitpunktes
- Fehlende Standards
- Kontrolle von verfälschenden Einflussfaktoren
- Repräsentativität und Reichweite der Ergebnisse
- Auswertungskompetenz und –aufwand
- Probleme der Vermittlung

---

[40] Trojan, A., zit. nach Ruprecht, Th. M. 1998, S. 23f.
[41] Trojan, A., zit. nach Ruprecht, Th. M. 1998, S. 24ff.
[42] Trojan, A., zit. nach Ruprecht, Th. M. 1998, S. 26ff.

3.6 Bedeutsamkeit der Sichtweise von Patienten

„Nicht nur bei der Beurteilung von gesundheitsbezogenen Dienstleistungen ist die Sicht der Patienten unerlässlich, sie gewinnt zunehmend an Bedeutung bei der Steuerung des Versorgungsangebotes sowie der Entscheidungsfindung bei Behandlung und Betreuung.“[43]

Die Aussagekraft, welche die Sicht der Patienten erlangt hat, erwächst aus unterschiedlichen Entwicklungslinien.

Es lassen sich zwei Hauptstränge identifizieren:

1. Gesamtgesellschaftliche Veränderungen, die gekennzeichnet sind durch:

a) die Entwicklung und Wirksamkeit einer Moralphilosophie, die individuelle Autonomie und Stärkung individueller Rechte betont und den Diskurs in der Medizinethik beeinflusst,

b) eine zunehmende marktwirtschaftliche Ausrichtung des Versorgungssystems mit steigender Konkurrenz der Anbieter sowie der Wahrnehmung der Patienten als Kunden mit dem daraus resultierenden Einzug eines neuen Qualitätsbegriffs in den Bereich der gesundheitsbezogenen Dienstleistungen.

(Müller, K., Thielhorn, U. 2000, S. 18)

2. Ein Paradigmenwechsel in Pflege und Medizin, ausgelöst durch Entwicklungen und Veränderungen in den gesundheitsbezogenen Wissenschaften, wie die Etablierung eines Forschungsgebietes, das sich mit dem Verhalten und Erleben von Patienten in Bezug auf die Inanspruchnahme medizinischer Leistungen und ihr Therapieverhalten:

a) die Formulierung von Theorien über Gesundheit als Gegengewicht zu den bislang dominierenden Modellen zur Krankheitsentstehung,

b) die Erkenntnis, dass viele Krankheiten nicht durch das biomedizinische Modell aufgeklärt werden könnte und eine Deutung und Behandlung nur durch die Mitarbeit der Patienten möglich wird.

(Müller, K., Thielhorn, U. 2000, S. 18)

[43] Müller, K., Thielhorn, U. 2000, S. 18

3.7 Patientenbefragung und patientenorientiertes Qualitäts-management

Gegenstand des Qualitätsmanagements ist die Verbesserung der Vorsorgungsqualität einer medizinischen Einrichtung. Sofern Patientenzufriedenheit ein zentrales Ziel ihrer Qualitätspolitik darstellt sind Befragungen ein zielorientiertes Management-Instrument, das über entsprechende Rückkopplungsprozesse patientenzentrierte Qualitätssicherung fördern kann *(vgl. Abbildung 1).*

Abbildung 1: Patientenorientierte Qualitätssicherungszyklus

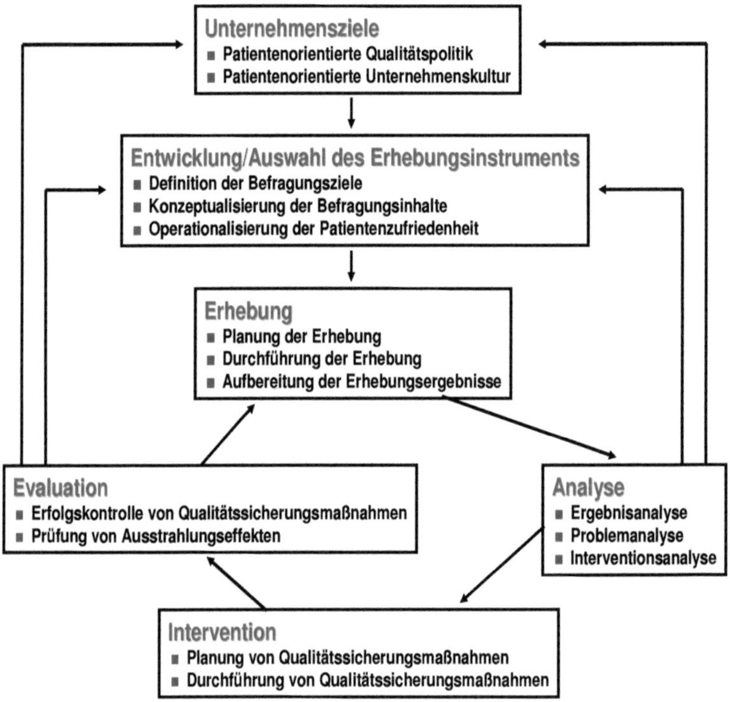

Quelle: Gaucher 1993; John 1991; Selbmann 1995, zit. nach Satzinger, W. et al. 2001, S. 35

3.8 Patientenbefragung und Patientenkompetenz

„Normativ lässt sich zweifelsohne begründen, die Präferenzen und die Zufriedenheit des Patienten stärker in den medizinischen Versorgungsprozess zu integrieren und zu diesem Zwecke Patientenbefragungen als Bestandteil von Qualitätssicherungsmaßnahmen durchzuführen.“[44]

Eine andere Frage ist ob und inwieweit der Patient respektive Patientenbefragungen tatsächlich zur Qualitätssicherung und Qualitätssteigerung beitragen können.

3.8.1 Patientenkompetenz

Der Begriff Patientenkompetenz ist nicht neu. Er beschreibt im Wesentlichen die aktive Rolle, die ein Patient in seiner Erkrankung spielen will. Die Inhalte der Patientenkompetenz haben mit charakteristischen Denkstilen zu tun. Diese sind geprägt von subjektiven Vorstellungen, Erfahrungen und Erwartungen. Beim Phänomen Patientenkompetenz handelt es sich wahrscheinlich um einen modernen Megatrend. Auf diesen Trend muss sich das Gesundheitswesen erst noch einstellen. Es gibt derzeit eine ganze Reihe von Bestrebungen zur Förderung der Patientenkompetenz.[45]

3.8.2 Begriffsbestimmung Patientenkompetenz

Der Begriff Patientenkompetenz stammt aus der Sprachwelt des Patienten des 21. Jahrhunderts. Zur öffentlichen Wahrnehmung des Begriffes kam es erstmals im Jahr 2001, als eine Ausgabe der Zeitschrift Brückenschlag vollumfänglich diesem Thema gewidmet wurde. Im Wesentlichen stehen sich zurzeit zwei Begriffsbestimmungen gegenüber. Die eine stammt aus der Medizin und Psychologie: Patientenkompetenz ist die Fähigkeit des Patienten,

- Sich den Herausforderungen der Erkrankung zu stellen,
- Sich auf die eigenen Ressourcen der Krankheitsbewältigung zu besinnen,
- Dabei auch persönliche Bedürfnisse der Krankheitsbewältigung zu berücksichtigen,

---

[44] Blum, K. 1995, S. 46
[45] Vgl. Nagel, G. 2004, http://web53.admin.teclab.de

- Eigene Zielvorstellungen zu verfolgen,
- Autonomie zu wahren.

Die zweite Beschreibung von Patientenkompetenz stammt von Patienten selbst:

Patientenkompetenz ist die Fähigkeit und das Bestreben eines Patienten,

- Den eigenen Weg in der Krankheit zu gehen,
- Aus eigenen Kräften zur Verbesserung des Krankheitsverlaufs beizutragen.

(Nagel, G. 2004, http://web53.admin.teclab.de)

3.8.3 Grenzen der Patientenkompetenz

Es sind vor allem fachliche, psychologische und rollentheoretische Gründe, mit denen die Reliabilität, Validität und Verwertungsrelevanz von Patientenurteilen in Frage gestellt werden kann:

- Im Mittelpunkt: steht das Argument fehlender Konsumenten- oder Patientensouveränität. Der medizinische Laie besitzt nicht das notwendige fachliche Wissen und Können, um die Behandlung kompetent und autorisiert einschätzen zu können. Auch könne Notwendigkeit, Angemessenheit und Zweckmäßigkeit einer medizinischen Maßnahme nicht zuverlässig und valide beurteilen.
- Psychologisch: fehle den Patienten in der Behandlungssituation als einer Situation großer persönlicher Betroffenheit die nötige Distanz und Unbefangenheit, um die Versorgungsqualität objektiv beurteilen zu können. Die stark arbeitsteilige Organisation im Krankenhaus sowie die rasche Abfolge einzelner Behandlungssequenzen mache es dem Patienten zusätzlich schwer, einen umfassenden und objektiven Gesamteindruck des Versorgungsgeschehens zu gewinnen. Patientenurteile sind infolgedessen durch die psychischen Belastungen sowie die Komplexität des Behandlungsgeschehens in hohem Maße situativ verzerrt.
- Rollentheoretische Perspektive: mögen schließlich viele medizinische Leistungsanbieter und Patienten einen paternalistischen Verständnis der Patientenrolle anhängen. Demzufolge hat der Patient zu akzeptieren, dass seitens des medizinischen Personals das Bestmögliche zu seiner Behandlung und Heilung getan wird. Kritik an Personen, die nur das Wohlergehen des Patienten im Auge haben, und deswegen ein hohes Sozialprestige genießen, gilt als sozial unerwünscht. Eine

Identifikation mit der traditionellen Patientenrolle, etwaige Sanktionsängste und Dankbarkeit gegenüber dem medizinischen Personal begünstigen sozial erwünschtes Antwortverhalten und schmälern infolgedessen die Aussagekraft von Patientenurteilen.

(Blum, K. 1995, S. 46f.)

Gemäß den angeführten Gründen sind Patientenurteile in hohem Maße subjektiv und situativ verzerrt. Patientenbefragungen könnten folglich kaum reliable und valide Anhaltspunkte für das Qualitätsmanagement vermitteln. Der Patient besitzt spezifische Kompetenzen, Patientenbefragungen können zur Qualitätssicherung im Gesundheitswesen beitragen, dass Patientenurteile valide und verwertungsrelevant sind.[46]

3.8.4 Patientenkompetenz und nicht-medizinische Behandlungsaspekte

Der Patient ist trotz aller fachlichen Defizite durchaus in der Lage die Versorgungsqualität autorisiert zu evaluieren:

- Der Behandlungsprozess enthält eine Fülle von Teilaspekten deren Bewertung keine medizinische Kompetenz voraussetzt.
- Der Patient erfährt den medizinischen Eingriff, den Heilungsverlauf und das Behandlungsergebnis unmittelbar am eigenen Körper. Er kann daher bestens beurteilen, ob und inwieweit er den Behandlungs- und Heilungsprozess als unangenehm, komplikativ und nicht zufrieden stellend empfunden hat.
- Der Patient geht stets mit bestimmten Bedürfnissen, Erwartungen und Präferenzen zu einem Arzt oder in ein Krankenhaus. Er ist durchaus in der Lage zu prüfen, in welchem Ausmaß der Prozess und das Ergebnis der medizinischen Leistungserbringung diesen Bedürfnissen, Erwartungen und Präferenzen entsprechen.

(vgl. Blum, K. 1995, S. 48)

Patientenbefragungen sollten sich vor allem auf nicht-medizinischen, aber auch medizinischen Aspekten der Leistungserbringung konzentrieren, bei denen Patientenurteile als valider Ausdruck der Versorgungsqualität interpretiert werden können. Die Validität von Patientenurteilen ist selbstverständlich umso höher, je bedeutender die subjektive Ein-

---

[46] Vgl. Blum, K 1995, S. 47

schätzung und Erfahrung für die Versorgungsqualität ist. Das betrifft mithin insbesondere jene Angebotsaspekte, die auch der medizinische Laie kompetent beurteilen kann, insofern deren Bewertung keine medizinische Fachkompetenz voraussetzt, also vor allem die nicht-medizinischen Leistungskomponenten. Zum Beispiel: Information und Aufklärung, psychosoziale Betreuung, Ablauforganisation, Angst- und Schmerzkontrolle, räumliche Ausstattung, begleitende Serviceleistungen etc. Zu diesen Aspekten kann sich Patient kompetent und autorisiert äußern.[47] Auch die psychischen und physischen Belastungen einer medizinischen Intervention sowie die Komplexität des Versorgungsgeschehens müssen die Objektivität und Verwertungsrelevanz nicht unbedingt beeinträchtigen.

3.8.5 Patientenkompetenz und Patientenpartizipation

„Über die Evaluation der nicht-medizinischen Versorgungsaspekte hinaus können Patienteneinschätzungen des Weiteren eine gewisse Validität bei allen Fragen beanspruchen, die die Mitsprache- und Einflussmöglichkeiten des Patienten im Hinblick auf die Behandlung betreffen.“[48]

- Einerseits ist der Patient Teilnehmer einer medizinischen Interaktion, deren Struktur und Verlauf er in zentralen nicht-medizinischen Aspekten grundsätzlich entscheidend beeinflussen kann. Die wahrgenommene Versorgungsqualität hängt u.a. davon ab, dass es dem Patienten gelingt, den Behandlungsprozess an seinen Bedürfnissen auszurichten. Der Patient konnte durchaus kompetent beurteilen, inwieweit er in diesem Sinne an der Behandlung partizipieren konnte bzw. ihm Möglichkeiten und Gelegenheiten vorenthalten wurden, den Behandlungsprozess aktiv zu gestalten und zu beeinflussen.
- Andererseits bleiben die Mitsprache- und Einflussmöglichkeiten des Patienten nicht auf die nicht-medizinischen Behandlungsaspekte beschränkt, sondern erstrecken sich zusehend auch auf medizinische Fragen. Viele Indikatoren lassen verschiedene Behandlungspfade und Handlungsoptionen zu. Der konkrete Behandlungspfad muss einvernehmlich zwischen Arzt und Patient geklärt werden.

(vgl. Blum, K. 1995, S. 51f.)

[47] Vgl. Blum, K. 1995, S. 48f.
[48] Blum, K. 1995, S. 51

3.8.6 Patientenkompetenz und medizinische Behandlungsaspekte

Die fehlende Fachkompetenz des Patienten begründet traditionell die untergeordnete Bedeutung von Patientenurteilen bzw. schränkt ihre Validität primär auf die nicht-medizinischen Aspekte der Versorgung ein. Zweifelsohne ist das Kompetenzgefälle zwischen Arzt und Patient unaufhebbar. Daher stoßen Patientenbefragungen dort an ihre Grenzen, wo genuin technische Standards der Versorgungsqualität evaluiert werden sollen. Das der Patient fachlich inkompetent ist, bedeutet jedoch nicht, dass er die Qualität medizinischer Teilaspekte der Behandlung überhaupt nicht valide erschließen kann. Die individuelle Erfahrung der Heilungsverlaufs und des Behandlungsergebnisses durch den Patienten sind insofern direkter Ausdruck der medizinischen Prozess- und Ergebnisqualität.[49] Patienten fehlen oftmals Vergleichs- und Einordnungsmöglichkeiten. Die Behandlungsqualität hängt nicht nur von den Leistungserbringern ab, sondern auch von Eigenschaften des Patienten wie soziodemographischen, konstitutionellen und Verhaltensmerkmalen.[50]

3.9 Validität und Verwertungsrelevanz von Patientenurteilen

Im Grunde gibt es keine triftigen Gründe, an der Validität von Patientenurteilen zu zweifeln. Zu den meisten Aspekten der Versorgung können die Patienten kompetente Urteile fällen. Die Kompetenz des Nachfragers medizinischer Leistungen setzt kein Fachwissen voraus. Für die Evaluation der Versorgung aus Patientensicht reicht es vielmehr aus, dass die einzelnen Aspekte und Sequenzen des Behandlungsprozesses sowie das Ergebnis einer medizinischen Intervention bestimmten Erwartungen genügen, die der einzelne Patient bzw. die meisten Patienten im allgemeinen mit einer Behandlung verbinden.[51] Auf Seiten der Anbieter setzen Patientenbefragungen eine prinzipielle Offenheit gegenüber der Meinung und Kritik des Patienten sowie eine weit reichende Anerkennung seiner besonderen Kompetenzen voraus. Seitens der Nachfrager ist die Bereitschaft erforderlich,

---

49 Vgl. Blum, K. 1995, S. 53
50 Vgl. Blum, K. 1995, S. 54
51 Blum, K. 1995, S. 55

sich von tradierten Rollenmustern zu lösen und spezifische Patientenkompetenzen geltend zu machen.[52]

[52] Vgl. Blum, K. 1995, S. 55

4 Patientenzufriedenheit

„Patientenzufriedenheit ist ein multidimensionaler Begriff, der verschiedene Aspekte der und Komponenten des Versorgungsprozesses betrifft und zugleich bestimmt wird von den keineswegs einheitlichen Maßstäben, die Patienten an ihre medizinische Behandlung anlegen."[53]

Erwartungen variieren je nach Individuum, Situation, Versorgungsbedarf etc., denn Patienten wollen zu Recht gute Qualität. Die Einschätzung der Versorgungsqualität, also auch die Un-/Zufriedenheit mit ihr, beruht auf einen Vergleich zwischen subjektiven Erwartungen an die Behandlung und Betreuung und den individuellen Erfahrungen mit ihr, zwischen den eigenen Qualitätsstandards und dem erlebten Qualitätsniveau. Zufriedenheit ist dann besonders groß wenn die erfahrene Versorgungsqualität die eigenen Bewertungskriterien deutlich übertrifft.[54] Nicht nur der Grad der Übereinstimmung zwischen Wunsch und Wirklichkeit hängt die Behandlungszufriedenheit der Patientenschaft ab, sondern auch von der Bedeutung, die sie einzelnen Elementen oder Dimensionen im Insgesamt des Versorgungsprozesses zumisst. Die Einzelbewertung von Versorgungskomponenten, auf die es den Patienten prioritär ankommt, schlägt nachweisbar positiv oder negativ stärker auf das Gesamturteil durch ihre Meinung über Dinge, die nicht zu ihren Prioritäten beim Krankenhausaufenthalt zählen (z.B. Unterkunft und Verpflegung).

Ware et al. *(1978, 1983)* unterscheiden 8 thematische Dimensionen:

- Technische Versorgungsqualität
- Psychosoziale Versorgungsqualität
- Zugänglichkeit
- Räumlich-technische Ausstattung und Dienstleitungen
- Behandlungsergebnis
- Versorgungskontinuität
- Finanzierung
- Verfügbarkeit medizinischer Leistungen

(Ware et al. 1978/1983, zit. nach Satzinger, W. et al. 2001, S. 29f.)

[53] Blum, K., Satzinger, W., Buck, R., zit. nach Satzinger, W. et al. 2001, S. 29
[54] Blum, K., Satzinger, W., Buck, R., zit. nach Satzinger, W. et al. 2001, S. 29

Hall und Dornan *(1988)* haben 12 Dimensionen der Zufriedenheit identifiziert:

- Psychosoziale oder affektive Betreuung (humaness)
- Information und Aufklärung (informativness)
- Gesamtqualität (overall quality)
- Fachliche oder technische Kompetenz des medizinischen Personals (competence)
- Gesamtzufriedenheit (overall satisfaction)
- Organisation, administrativer Aufwand (bureaucracy)
- Erreichbarkeit, Zugänglichkeit, Verfügbarkeit (access)
- Kosten und Finanzierung (cost, financing)
- Einrichtung oder infrastrukturelle Ausstattung (facilities)
- Behandlungsergebnis (outcome)
- Versorgungskontinuität (continuity)
- Eingehen auf die Lebensumstände der Patienten (attention to psychosocial problems)

(Hall, Dornan 1988, zit. nach Satzinger, W. et al. 2001, S. 30)

Der Hauptzweck von Patientenbefragungen und somit die Messung der Patientenzufriedenheit ist, dass das umfassende Qualitätsmanagement gefördert wird.

4.1 Patientenzufriedenheit - Wie messen?

Schon seit einigen Jahren versuchte man, die Patientenzufriedenheit zu erfassen. Oft wurden Erhebungsinstrumente mit einer zu kleinen Anzahl Fragen verwendet oder die Fragen so allgemein und für mehrere Bereiche eines Spitalaufenthaltes gestellt, dass kein Aufdecken der Verbesserungspotentiale möglich war und dies somit keiner validen Messung entsprach. Evaluationen und Verbesserungen der Patientenzufriedenheit sind nur unter Berücksichtigung methodologisch einwandfreier Voraussetzungen möglich. Ein Umfang von mindestens 30 Fragen ist notwendig, um eine valide Messung durchzuführen.[55]

[55] Wüthrich-Schneider, E. 2000, http://www.saez.ch

4.1.1 Methoden zur Messung der Patientenzufriedenheit

Zur Evaluation der Patientenzufriedenheit können zwei verschiedene Methoden angewandt werden, welche vom Ansatz her grundlegende Unterschiede aufweisen. Man unterscheidet zwischen Rating und Reporting.[56]

- **Rating**

Durch die Methode des Ratings (beurteilen, bewerten) werden dem Patienten verschiedene Abstufungen zur Beantwortung einer Frage angeboten. Sehr verbreitet sind die so genannten „Likertskalen". Das sind Mess-Skalen, welche eine unterschiedliche Anzahl von Antwortmöglichkeiten aufweisen und differenziertes Antworten ermöglichen. Die Befragungsinstrumente mit drei bis sechs Abstufungen sind am meisten verbreitet, selten werden Instrumente mit sieben oder gar neun Abstufungen angewandt. In einer Studie wurden die Vor- und Nachteile von vier, fünf und sieben Abstufungen für Messungen im Gesundheitswesen untersucht. Es wurde festgestellt, dass die Skala mit fünf Abstufungen lückenloser ausgefüllt wurde als die Vierer- oder Siebnerskala und das Ausfüllen generell problemloser verlief. Die fünfstufige Antwortskala ist also sehr geeignet zur Messung der Patientenzufriedenheit; sie wird auch häufig angewandt. Es ist nicht sinnvoll, möglichst viele Abstufungen zu einer genaueren Erörterung der Probleme anzuwenden. Die Benennungen der Abstufungen müssen aber sorgfältig ausgewählt werden. Wenn die Abstufungen z.B. mit den Attributen: sehr gut –gut – genügend – schlecht – sehr schlecht versehen sind, führt dies zu einer zu positiven Bewertung, da selten ein Bereich schlecht oder gar sehr schlecht beurteilt wird. Bei der Verwendung folgender Attribute: 5 = ausgezeichnet, 4 = sehr gut, 3 = gut, 2 = genügend, 1 = mangelhaft, kann mit einer größeren Validität der Antworten gerechnet werden. Als Kritikpunkt muss bei der Rating-Methode vermerkt werden, dass die Antworten der Befragten nicht nur auf objektiver Beurteilung, sondern auch auf emotionellen Reaktionen beruhen können. Deshalb muss genau überlegt werden, welche Methode gewählt werden soll.

(Wüthrich-Schneider, E. 2000, http://www.saez.ch)

---

[56] Wüthrich-Schneider, E. 2000, http://www.saez.ch

- **Reporting**

Eine weitere Methode ist das „Reporting“ (Bericht erstatten), bei der die Fragen so gestellt sind, dass sie nur mit “ja“ oder “nein“ beantwortet werden können. Mit dieser Methode können Problemstellen in einem ersten Schritt relativ einfach identifiziert werden. Es ist aber bei fast allen Fragen notwendig, eine Zusatzfrage zu stellen. Bei einer Frage wie z.B. “Hatten Sie den Eindruck, dass Sie von den Krankenschwestern und Pflegern qualitativ gut gepflegt worden sind?“ hat der Patient die Möglichkeit, entweder “ja“ oder “nein“ anzukreuzen. Zusätzlich muss aber die Frage gestellt werden: “Wenn ‹nein›, was war nicht gut?“ Dies lässt dem Patienten offen, in welchem Umfang er oder sie erklären will. Oft erhält man durch solche offene Fragen (open-ended questions) sehr aufschlussreiche Informationen, weil ein vorhandenes Problem oder eine Schwachstelle meist konkret beschrieben wird. Die Auswertung dieser Antworten ist jedoch sehr aufwendig. Wenn über ein gleiches Problem mehrfach geklagt wird, können die Informationen gruppiert und quantifiziert werden. Wenn aber verschiedenste Probleme durch solche offene Fragen zur Sprache kommen, entsteht die Notwendigkeit, Einzelanalysen durchzuführen. Das kann einerseits sehr arbeitsintensiv werden und macht es andererseits schwierig, bei der Verbesserung von Problemstellen die nötigen Prioritäten zu setzen.[57]

Beide Befragungsmethoden (Rating und Reporting) haben Vor- und Nachteile. Ein Vorteil der Reporting- Befragungsmethode liegt darin, dass sie genau reflektiert, wie der Patient die Ereignisse wahrgenommen hat, ungeachtet von Erwartungen, persönlichen Beziehungen oder allgemeinen Tendenzen zur Beantwortung der Fragen. Durch die präzise Fragestellung wird eine präzise Beantwortung möglich, wodurch Problemstellen leicht identifiziert werden können.[58] Eine gewisse Subjektivität bleibt jedoch auch bei dieser Befragungsmethode bestehen, da z.B. nicht jeder Patient die gleichen Vorstellungen von “gut gepflegt werden“ oder “gutem Essen“ hat. Ein großer Nachteil der Reporting“-Methode ist die Einschränkung zu den „ja“- oder “nein“-Antworten. Wenn einem Patienten z.B. die Frage: “War das Essen gut?“ gestellt wird und es war in 60% der Fälle gut, so ist es für ihn sehr schwierig zu entscheiden, welche Antwort er ankreuzen soll. Beantwortet er die Frage mit „ja“, weil das Essen öfters gut als schlecht war, sieht der Auswerter dieser Fragen

---

[57] Wüthrich-Schneider, E. 2000, http://www.saez.ch
[58] Wüthrich-Schneider, E. 2000, http://www.saez.ch

bezüglich Essen kein Problem, obwohl es in 40% der Fälle nicht gut war.[59] Wird die Frage nach dem guten Essen mit „nein“ beantwortet, wird diese Problemstelle fälschlicherweise verstärkt. Es besteht also die Gefahr, dass durch das „Reporting“ ein falsch negatives oder falsch positives Bild entstehen kann. Aus diesen Gründen scheinen die Vorteile der „Rating“ -Methode zu überwiegen.[60]

4.1.2 Kriterien zur Wahl eines Befragungsinstrumentes zur Messung der Patientenzufriedenheit

Da die Erfassung der Patientenzufriedenheit ein komplexes Vorgehen ist, muss ein Befragungsinstrument verschiedene Kriterien erfüllen.

- **Reliabilität**

Die Reliabilität (Verlässlichkeit) muss bei einem Messinstrument in dem Ausmaß vorhanden sein, dass es in einer gegebenen Situation bei wiederholten Messungen zu verschiedenen Zeitpunkten durch Einsetzen verschiedener Interviewer dieselben Resultate ergibt. Die Reliabilität wird mit dem Cronbach's-alpha- Test berechnet.[61]

- **Validität**

Die Validität (Gültigkeit) eines Befragungsinstrumentes ist eine grundlegend wichtige Voraussetzung für eine Messung. Sie wird folgendermaßen definiert: „Ein Instrument ist valid in dem Ausmaß, in welchem es misst, was es messen soll.“ Die Validität eines Instrumentes bezieht sich auf das Verhindern systematischer, nicht zufälliger Fehler. Um ein Instrument als valid zu bezeichnen, müssen die einzelnen Fragen den ganzen zu evaluierenden Bereich in einer repräsentativen Art und Weise abdecken.[62]

- **Beobachtungsbereiche (Wahrnehmungsdimensionen)**

Die Erfassung der gewünschten Beobachtungsbereiche steht im Zusammenhang mit der oben beschriebenen Validität. Bei der Wahl eines Befragungsinstrumentes muss sorgfältig überlegt werden, ob die gewünschten Wahrnehmungsdimensionen tatsächlich im erforder-

[59] Wüthrich-Schneider, E. 2000, http://www.saez.ch
[60] Wüthrich-Schneider, E. 2000, http://www.saez.ch
[61] Wüthrich-Schneider, E. 2000, http://www.saez.ch
[62] Wüthrich-Schneider, E. 2000, http://www.saez.ch

ten Maß abgedeckt sind. Um dies zu überprüfen, stehen folgende Hilfsfragen zur Verfügung:

- Decken die Fragen die gewünschten Beobachtungsbereiche tatsächlich ab?
- Werden die Fragen so gestellt, dass sie subjektiv empfundene Qualität erfassen?
- Zielen die Fragen nur auf Erlebnisinhalte, oder aber auf Einschätzungen? (Hypothese: Einschätzungen sind weniger aussagekräftig als konkrete Erlebnisinhalte).
- Sind die Fragen eindeutig verständlich?
- Ist eine differenzierte Beurteilung der Frage möglich?

(Wüthrich-Schneider, E. 2000, http://www.saez.ch)

Es ist sehr wichtig, dass der Schwerpunkt bei der Fragestellung vorwiegend auf der Evaluation der Erfüllung der Grundbedürfnisse liegt. Einige auf den Organisationsablauf bezogene Fragen sind ebenfalls sinnvoll.[63]

4.1.3 Entwicklungsmethodik des Befragungsinstrumentes

Bei einem Befragungsinstrument ist es wichtig zu analysieren, wie die Beobachtungsbereiche gewählt und wie die Fragen entwickelt wurden. Die Entwicklung von Befragungsinstrumenten kann auf mindestens drei Arten geschehen: Erstens können die Beobachtungsbereiche und Fragen aufgrund der Sichtweise und Erwartungen der Patienten mittels Fokusgruppen vorgenommen werden. Eine Fokusgruppe setzt sich aus einer festgelegten Anzahl Patienten mit einem ausgewogenen Querschnitt demographischer und medizinischer Merkmale zusammen, welche in Einzelinterviews über die Wichtigkeit der verschiedenen Bereiche und Elemente eines Spitalaufenthaltes befragt wird.[64] Die Erarbeitung eines Befragungsinstrumentes mittels Fokusgruppen ist sehr verbreitet. Zweitens können Befragungsinstrumente von Experten entwickelt werden. Ein Experte ist eine fachkundige Person, in der gegebenen Situation ein Fragebogendesigner. Für den Experten ist es notwendig, möglichst umfangreiche Informationen über die Schwerpunktsetzung bezüglich Befragungen zu beschaffen. Eine dritte Vorgehensweise, ein Befragungsinstru-

---

[63] Wüthrich-Schneider, E. 2000, http://www.saez.ch
[64] Wüthrich-Schneider, E. 2000, http://www.saez.ch

ment zu entwickeln, sind Paneldiskussionen. Dabei wird das Befragungsinstrument in Zusammenarbeit mit Ärzten, Pflegepersonal, Fragebogendesigner, eventuell mit einem Soziologen und Psychologen zusammengestellt. Durch die interdisziplinäre Zusammenarbeit erhöht sich die Wahrscheinlichkeit, alle entscheidenden Gebiete abzudecken.[65]

4.2 Patientenzufriedenheit und Strukturqualität

Strukturqualität umfasst die relativ konstanten, ja statistischen Merkmale und ganz oder weitgehend behandlungsunabhängigen Eigenschaften einer medizinischen Einrichtung. Dazu zählen personelle Elemente, materielle und organisatorische Elemente. Diese Elemente stellen strukturelle Voraussetzungen der Leistungserbringung dar. Zur Beurteilung der Strukturqualität medizinsicher Versorgung können Patienten unmittelbar nur begrenzt beitragen, denn weit mehr als bei anderen Qualitätsdimensionen mangelt es ihnen hierfür an fachlicher Kompetenz. Medizinische Laien können in der Regel die Qualität der infrastrukturellen und technischen Ausstattung einer Klinik ebenso wenig einschätzen wie die Angemessenheit der professionellen Zusammenarbeit etc. des medizinischen Personals. In Patientenbefragungen spielt die Strukturqualität eine untergeordnete Rolle.[66]

4.3 Patientenzufriedenheit und Prozessqualität

Die Prozessqualität beschreibt die dynamischen, behandlungsbezogenen Eigenschaften der Einrichtung. „Die Prozessqualität umfasst alle Maßnahmen, die im Laufe des Versorgungsablaufs ergriffen – oder nicht ergriffen – werden.“[67]

Sie erstreckt sich auf technische Qualität der Behandlung, sowie auf die nicht-medizinischen Aspekte der Versorgung. Hohe medizinische Qualität liegt allem dann vor, wenn die Behandlung nachprüfbaren Regeln folgt, die dem jeweiligen Stand des medizinischen Wissens entsprechen.[68] Die Prozessqualität sollte in der Patientenbefragung den größten Raum einnehmen, aus folgenden Gründen:

[65] Wüthrich-Schneider, E. 2000, http://www.saez.ch
[66] Blum, K., Satzinger, W., Buck, R., zit. nach Satzinger, W. et al. 2001, S. 32
[67] Hauke 1994, zit. nach Satzinger, W. et al. 2001, S. 33
[68] Kaltenbach 1991, zit. nach Satzinger, W. et al. 2001, S. 33

- Erstens lassen sich objektiv die meisten Aspekte oder Sequenzen einer medizinischen Behandlung dem Komplex Prozess der Versorgung subsumieren.
- Zweitens fallen die meisten nicht-medizinischen Aspekte der Behandlung, für die Patienten spezifische Kompetenzen beanspruchen können, in die Kategorie Versorgungsprozess.
- Drittens lassen sich zahlreiche strukturelle Versorgungsmängel erst über die Evaluation der Prozessqualität erschließen.
- Viertens haben Defizite der Ergebnisqualität oftmals ihre Ursachen in Mängeln der Prozessqualität.

Patientenaussagen können zur Beurteilung der Prozessqualität Wesentliches beitragen. Aus ihrer unmittelbaren Behandlungserfahrung heraus sind Patienten in der Lage, zu fast allen zentralen Aspekten des Behandlungsgeschehens kompetente Urteile abzugeben. Medizinische Laien können auf etwaige Mängel der medizinischen Versorgung aufmerksam machen.[69]

4.4 Patientenzufriedenheit und Ergebnisqualität

„Das Ergebnis des Behandlungsprozesses zeigt sich in der Veränderung des Krankheitszustandes. Es kann aber auch die Zufriedenheit des Patienten als Maßstab herangezogen werden.“[70]

Auch bei der Ergebnisqualität ist zwischen technisch-professionell definierter und patientenseitig persönlich erlebter Versorgungsqualität zu differenzieren. Diese beiden Dimensionen können, müssen aber nicht voneinander abhängig sein. Ergebnisqualität gilt als wichtigste Kategorie der Versorgungsqualität. Die zentrale Funktion von Patientenurteilen für ihre Messung und Sicherung dürfte weitgehend unstrittig sein.

- Patienten sind in der Regel elementare Quellen zur Beschreibung des Heilungsverlaufs und Messung des Behandlungsergebnisses. Ohne Patienteneinschätzungen ist eine angemessene umfassende Bewertung der Ergebnisqualität nicht möglich.
- Das Krankenhauspersonal erfährt in den meisten Fällen sehr wenig oder gar nichts von den Wirkungen, die seine therapeutischen Bemühungen auf die Patienten jen-

[69] Vgl. Blum, K., Satzinger, W., Buck, R., zit. nach Satzinger, W. et al. 2001, S. 33
[70] Hauke 1994, zit. nach Satzinger, W. et al. 2001, S. 33

seits ihres Entlassungszeitpunkts hatten, es sei denn, diese berichten ihm darüber, und das tun sie in der Regel auch nur, wenn ausdrücklich danach gefragt wird.

- In den meisten Definitionen medizinischer Versorgungsqualität wird Patientenzufriedenheit als Bestandteil der Ergebnisqualität kategorisiert. Eine Behandlung war nur dann erfolgreich, wenn auch die betroffenen Patienten damit zufrieden sind.

(Blum, K., Satzinger, W., Buck, R., zit. nach Satzinger, W. et al. 2001, S. 33f.)

4.5 Modelle der Patientenzufriedenheit

„Erkennt man grundsätzlich die Relevanz von Patientenbefragungen für die Qualitätssicherung an, stellt sich unabweisbar das Problem der theoretischen Explikation der Patientenzufriedenheit.“[71]

Konkret geht es um die Fragen, wie sich der Zufriedenheitsbegriff definieren und operationalisieren lässt, welche Dimensionen er umfasst und mittels welcher Modelle die Patientenzufriedenheit erklärt werden kann. Insgesamt gibt die Zufriedenheitsforschung zu diesen Fragen keine umfassenden und eindeutigen Antworten, denn den meisten Zufriedenheitsuntersuchungen fehlt eine adäquate theoretische und konzeptionelle Basis.[72]
In der Literatur lassen sich zwei zentrale Modelle der Patientenzufriedenheit identifizieren: ein Evaluationsmodell und ein Diskrepanzmodell. Das Evaluationsmodell beschränkt sich auf die Patientenbewertung einer medizinischen Intervention oder einer medizinischen Einrichtung bzw. die Gesamtzufriedenheit des Patienten als determiniert durch seine Zufriedenheit mit einzelnen Aspekten der medizinischen Leistungserbringung beschreibt. Das umfassendere Diskrepanzmodell berücksichtigt auch die behandlungsunabhängige Erwartungen, Ansprüche und Werte des Patienten.[73] Im Folgenden werden diese beiden Modelle vorgestellt.

[71] Blum, K. 1995, S. 71
[72] Blum, K. 1995, S. 71
[73] Vgl. Blum, K. 1995, S. 71f.

4.5.1 Das Evaluationsmodell

„Nach dem Evaluationsmodell kann die Patientenzufriedenheit bzw. -unzufriedenheit als positive oder negative Evaluation einer medizinischen Behandlung, einer medizinischen Einrichtung oder eines medizinischen Leistungsanbieters durch den Patienten selbst definiert werden.“[74]

Im Allgemeinen wird dabei der Begriff der Patientenzufriedenheit als ein multidimensionales Konstrukt gefasst. Somit umfasst die Patientenzufriedenheit mehrere Dimensionen, als sich der medizinische Leistungsprozess in einzelne Aspekte und Sequenzen unterteilen lässt, für die jeweils separat Patientenbeschwerden erhoben werden können. In der Regel orientiert sich die Erfassung einzelner Behandlungsaspekte und –sequenzen an der konkreten Behandlungschronologie.[75]

Ein alternativer Ansatz des Evaluationsmodells, der gleichfalls häufiger anzutreffen ist, besteht darin, die Behandlung in zentrale Leistungsbereiche einzuteilen und für diese Bereiche nach aussagefähigen Indikatoren zu suchen.[76] Es ist eine eindeutige Tendenz erkennbar, zwischen der Zufriedenheit mit der medizinischen Betreuung, der nichtmedizinischen Betreuung und der Infrastruktur einer Einrichtung sowie gegebenenfalls der Gesamtzufriedenheit zu differenzieren. Wilde und Mitarbeiter *(1993)* schlagen eine theoretische Variante dieses Ansatzes vor. Auf der Basis von qualitativen Patienteninterviews kommen die Autoren zu dem Schluss, dass die Versorgungsqualität aus Patientensicht durch zwei Schlüsselvariablen konstituiert wird: die Ressourcenstruktur einer medizinischen Einrichtung auf der Anbieterseite und die Patientenpräferenzen auf der Nachfragerseite. Beide Variablen haben jeweils zwei Merkmalsausprägungen. Die Ressourcenstruktur umfasst die personelle Infrastruktur und die administrativ-technische Infrastruktur einer Einrichtung. Die Patientenpräferenzen haben einen zweckrationalen oder instrumentellen Aspekt, der die Güte der technischen Versorgungsqualität betrifft, sowie einen humanen Aspekt, der den psychosozialen Belastungen und Bedürfnissen einer medizi-

[74] Vgl. Cleary 1988; Fitzpatrick 1984; LeVois u.a. 1981; Linderpelz 1982; Ware u.a., zit. nach Blum, K. 1995; S. 72

[75] Vgl. Blum, K. 1995, S. 72

[76] Hall u.a. 1973; Hulka u.a. 1975; Lochman 1983; Linder-Pelz u.a. 1985; Tucker u.a. 1985; Ware u.a. 1975; Wensing 1994; Zyzanski u.a. 1974, zit. nach Blum, K. 1995, S. 74

nischen Intervention Rechnung trägt.[77] Durch die Kreuztabellierung dieser beiden Schlüsselvariablen resultiert ein vierdimensionales Modell der Versorgungsqualität aus Patientensicht. Die Patientenzufriedenheit wird demnach durch die folgenden vier Dimensionen bestimmt: die medizinisch-technische und psychosoziale Kompetenz des Personals, die administrativ-technischen Bedingungen und die soziokulturelle Atmosphäre einer medizinischen Einrichtung.[78]

Abbildung 2: Modell der Versorgungsqualität aus Patientensicht nach Wilde

		Ressourcenstruktur	
		personelle Infrastruktur	**administrativ-technische Infrastruktur**
Patientenpräferenzen	**technische Versorgungsqualität**	medizinisch-technische Kompetenz	administrativ-technische Bedingungen
	humane Versorgungsqualität	psychosoziale Kompetenz	soziokulturelle Atmosphäre

Quelle: Wilde u.a. 1993, zit. nach Blum, K. 1995, S. 75

- Die medizinisch-technische Kompetenz umfasst die Qualifikation des Personals (Strukturqualität), die Qualität der durchgeführten Maßnahmen im Sinne professioneller Standards (Prozessqualität) sowie den Erfolg der Behandlung (Ergebnisqualität).

[77] Vgl. Blum, K. 1995, S. 74
[78] Vgl. Blum, K. 1995, S. 74

- Die administrativ-technischen Bedingungen betreffen vor allem die Verfügbarkeit, den Entwicklungsstand und die Sicherheit der medizintechnischen Infrastruktur sowie die Qualität der Hotelleistungen eines Krankenhauses.
- Die psychosoziale Kompetenz des Personals ist charakterisiert durch Empathie, Verständnis und Respekt gegenüber dem Patienten und seinen emotionalen und Informationsbedürfnissen.
- Die soziokulturelle Atmosphäre meint schließlich die Privatheit, Wohnlichkeit und Patientenorientierung der Krankenhausumwelt.

(Blum, K. 1995, S. 75f.)

In Evaluationsmodellen wird in der Regel zwischen verschiedenen Ebenen der Messung der Patientenzufriedenheit differenziert. Je nach Globalität oder Spezifität der Frage-stellung lassen sich drei zentrale Aggregationsebenen unterscheiden, die die Zufriedenheit mit einzelnen Behandlungskompetenzen, verschiedenen Behandlungsaspekten und der Gesamtbehandlung betreffen:

- Erstens: Gemessen werden kann die Patientenzufriedenheit als Zustimmung bzw. Ablehnung von Aussagen respektive Bejahung oder Verneinung von Fragen, die sehr konkret und detailliert die Qualität einzelner Komponenten eines Behandlungsaspekten betreffen.
- Zweitens: kann die generelle Zufriedenheit mit einzelnen Behandlungsaspekten, wie etwa der Informationsqualität insgesamt erhoben werden.
- Drittens: kann die Gesamtzufriedenheit mit der Behandlung als ganze evaluiert werden.

(vgl. Blum, K. 1995, S. 76)

Ein gravierendes Problem des skizzierten Evaluationsmodells der Patientenzufriedenheit besteht darin, dass die den Zufriedenheitsschätzungen zugrunde liegenden Maßstäbe und Bewertungskriterien nicht untersucht oder erhoben werden. Es ist niemals sichergestellt, dass die resultierenden Zufriedenheitswerte ihren Ursprung primär in den Umständen der Leistungserbringung und nicht in behandlungsunabhängigen Bewertungskriterien der Patienten haben.[79] Wenn der zentrale Kritikpunkt am Evaluationsmodell der Patientenzufriedenheit, die deskriptiven und analytischen Ergebnisse von Zufriedenheitsuntersuch-

[79] Vgl. Blum, K. 1995, S. 76f.

ungen in hohem Maße durch behandlungsunabhängige Bewertungskriterien verzerrt sind, können weder die resultierenden Zufriedenheitswerte reliabel und valide sein noch ist gewährleistet, dass praktische Maßnahmen zur Verbesserung der Versorgungsqualität auch tatsächlich den individuellen Standards des Patienten genügen.[80]

4.5.2 Das Diskrepanzmodell

Das Diskrepanzmodell versucht der Patientenzufriedenheit zu begegnen, indem es zusätzlich zur Evaluation der einzelnen Behandlungsaspekte und –komponenten auch behandlungsunabhängige Erwartungen, Ansprüche und Werte des Patienten in die Untersuchung einbezieht.

„Dem Diskrepanzmodell zufolge kann die Patientenzufriedenheit bzw. –unzufriedenheit als Funktion der Übereinstimmung bzw. Nicht-Übereinstimmung von behandlungsunabhängigen Erwartungen und Ansprüchen des Patienten auf der einen Seite und der wahrgenommenen Behandlungsqualität auf der anderen definiert werden."[81]

Auch das Diskrepanzmodell versteht und operationalisiert die Patientenzufriedenheit als multidimensionalen Begriff, der verschiedene Behandlungsaspekte und –komponenten umfasst. Im Unterschied zum Evaluationsmodell versucht es allerdings auch die Maßstäbe, sprich die Erwartungen, Ansprüche und Werte zu eruieren, die der tatsächlichen Evaluation der Behandlung zugrunde liegen:

- Erwartung: bezeichnet dabei die subjektive Wahrscheinlichkeit, dass ein Behandlungsaspekt ein bestimmtes Qualitätsniveau erreicht.
- Anspruch: meint die subjektiv erwünschte Qualität eines Behandlungsaspektes.
- Wert: bezieht sich auf die subjektive Relevanz eines Behandlungsaspektes.

(Linder-Pelz 1982, zit. nach Blum, K. 1995, S. 78)

Die Patienteneinschätzung der Versorgungsqualität besteht in einem Vergleich dieser subjektiven Standards mit der individuellen Erfahrung eines medizinischen Eingriffs. Patientenzufriedenheit ist demnach insofern gegeben, als die tatsächlichen Erfahrungen den

[80] Blum, K. 1995, S. 77
[81] Blum, K. 1995, S. 78

eigenen Erwartungen und Ansprüchen mindestens entsprechen. Sie ist dann besonders hoch, wenn die erfahrene Behandlungsqualität die subjektiven Bewertungskriterien deutlich übertrifft. Genügen die einzelnen Behandlungsaspekte hingegen nicht den indivi-duellen Maßstäben, ist der Patient unzufrieden mit der medizinischen Versorgung.[82]

Zusätzlich zu den subjektiven Erwartungen und Ansprüchen müssen im Rahmen des Diskrepanzmodells noch die individuellen Werte oder die subjektive Relevanz der einzelnen Behandlungsaspekte in der individuellen Wertehierarchie einbezogen werden. Die Patientenzufriedenheit hängt auch von der persönlichen Wichtigkeit der fraglichen Aspekte und Komponenten im Kontext aller Behandlungselemente und der Gesamtzufriedenheit ab.[83] Will man das Diskrepanzmodell empirisch überprüfen, müssen zusätzlich zur Evaluation der einzelnen Behandlungsaspekte und –komponenten noch diesbezüglichen Erwartungen, Ansprüche und Werte des Patienten erhoben werden. Im Prinzip werden im Rahmen des Diskrepanzmodells zwar ähnliche deskriptive, analytische und praktische Ziele verfolgt wie im Evaluationsmodell. Im Diskrepanzmodell geht es primär um eine wissenschaftliche Klärung des Zufriedenheitsbegriffs und demgegenüber praxisorientierte Verwertungsinteressen in den Hintergrund treten.[84]

In der Zufriedenheitsforschung, insbesondere aber in empirischen Studien, spielt das Diskrepanzmodell bislang eine untergeordnete Rolle. Welches vor allem praktische Gründe hat. Der wahrscheinliche Wichtigste ist der große Umfang und die erforderliche Komplexität des Erhebungsinstruments. Die entsprechenden Erhebungsinstrumente wären, weil zu lang und zu kompliziert, den Patienten kaum mehr zumutbar oder müssten so stark gekürzt werden, dass wichtige Behandlungsaspekte nicht hinreichend differenziert evaluiert werden könnten.[85] Über die praktischen Probleme seiner Überprüfung hinaus hat sich das Diskrepanzmodell bislang auch empirisch nur unzureichend bewährt. Die Erklärungsrelevanz im Hinblick auf die Patientenzufriedenheit insgesamt zu gering. Das heißt, die Patientenerwartungen, -ansprüche und –werte scheinen in der faktischen Evaluation einer Behandlungssituation offensichtlich nicht den Stellenwert zur haben, den das Diskrepanzmodell unterstellt.[86]

---

[82] Blum, K. 1995, S. 78f.
[83] Blum, K. 1995, S. 79
[84] Blum, K. 1995, S. 79f.
[85] Blum, K. 1995, S. 80
[86] Blum, K. 1995, S. 81

5 Praktisches Beispiel der patientenzentrierten Evaluation

Im Folgenden möchte ich ein Beispiel aus der patientenzentrierten Evaluation vorstellen:

Wie reagieren Krankenhäuser auf ihre Beurteilung durch vergleichende Patientenbefragungen – *Ergebnisse einer Befragung von Krankenhausleitungen zum Nutzen und zu den Effekten der DAK-Versichertenbefragung in Hamburg.*[87]

5.1 Kurzfassung

Mit der im Folgenden beschriebenen Krankenhausbefragung sollte am Beispiel der DAK-Versichertenbefragung 1996 in Hamburg der durch sie erzielte Effekt innerhalb der beurteilten Krankenhäuser untersucht werden. Sie entstand im Rahmen einer Evaluation über die Eignung einer öffentlichen Versichertenbefragung, als Instrument der externen Qualitätssicherung. Alle durch die Versicherten bewerteten Krankenhäuser wurden ca. sechs Monate nach Veröffentlichung der Patientenzufriedenheitsergebnisse zu ersten Reaktionen und hausinternen Maßnahmen mit einem schriftlichen Fragebogen befragt. 23 komplett ausgefüllte Antwortbögen (= 53,3 %) lagen zur anonymisierten Auswertung vor. Der Nutzen von Patientenbefragungen wird von den Befragten hoch eingestuft. Die angegebenen Grenzen und Probleme von Patientenbefragungen spiegeln vor allem die häufig geäußerten Einwände hinsichtlich der Beurteilungs-Kompetenz von Patienten und der unterschiedlichen Struktur von Krankenhäusern sowie methodische Probleme wider. Der Sinn von öffentlichen externen Qualitätsvergleichen wird kritisch beurteilt.[88]

Das konkret durch die DAK-Versichertenbefragung erzeugte Medienecho wird in der Tendenz als undifferenziert und reißerisch bewertet. Der Effekt auf das Image eines beurteilten Hauses wird dementsprechend als mittelmäßig bis gering eingestuft. Die Kooperation der DAK mit den Krankenhäusern hinsichtlich der Beratung wird überwiegend kritisch beurteilt. Konkrete Veränderungen bzw. Maßnahmen als Folge der Befragung wurden von 65% der Häuser eingeleitet. Darunter fallen vor allem Verbesserungsanstrengungen hinsichtlich des persönlichen Umganges des Personals mit

[87] Heidrum Sturm, Alf Trojan, Helmut Hildebrandt

[88] Sturm, H., Trojan, A., Hildebrandt, H., zit. nach Ruprecht, Th. M. 1998, S. 139

den Patienten sowie bauliche Maßnahmen und konkrete organisatorische Verbesserungen.[89]

5.2 Fragestellung

Diese Krankenhausbefragung entstand im Rahmen einer Abschlussarbeit für den Postgraduiertenstudiengang Bevölkerungsmedizin und Gesundheitswesen (Public Health) an der Medizinischen Hochschule Hannover. Sie behandelt die Frage, ob sich Patientenbefragungen als Instrument der externen Qualitätssicherung eignen. Dies wurde anhand der durch die DAK initiierten Versichertenbefragung beleuchtet, welche die Krankenhausqualität im Vergleich untersucht und somit eine Art der externen Qualitätskontrolle darstellt. Ziel neben der Evaluation der Motivation für das Projekt war es, das Ausmaß der Öffentlichkeitswirkung und den damit verbundenen möglichen Effekt auf die Versorgungsqualität abzuschätzen.[90]

Im Einzelnen wurden folgende Themen abgefragt:

- Einschätzung des erreichbaren Effektes einer solchen Studie durch die Krankenhäuser selbst,
- Stellungnahme zu öffentlichen Leistungsvergleichen auf der Basis von Patientenbefragungen,
- Größe des erzeugten Handlungsdrucks innerhalb der beurteilten Krankenhäuser,
- Effekt auf den hausinternen Führungsstil und das Qualitätsmanagement sowie
- Konkret induzierte Maßnahmen.

(Sturm, H., Trojan, A., Hildebrandt, H., zit. nach Ruprecht, Th. M. 1998, S. 140)

5.3 Ablauf

Die DAK-Versichertenbefragung ist zwischen Februar und April 1996 durchgeführt worden, sie wurde zwischen April und Juni 1996 in Hamburg schwerpunktmäßig von den Medienpartnern der DAK, der Hamburger Morgenpost und dem NDR veröffentlicht. Anschließend wurden die Krankenhäuser durch die DAK informiert. Die auf ihr Krankenhaus bezogenen Ergebnisse wurden ihnen zur weiteren Nutzung zur Verfügung

[89] Sturm, H., Trojan, A., Hildebrandt, H., zit. nach Ruprecht, Th. M. 1998, S. 139
[90] Sturm, H., Trojan, A., Hildebrandt, H., zit. nach Ruprecht, Th. M. 1998, S. 140

gestellt. Der Fragebogen für die Krankenhausbefragung wurde mit einem Begleitschreiben sowie einem adressierten Rückumschlag am 19. Dezember 1996 verschickt. Es wurden alle 43 Krankenhäuser angeschrieben. Adressaten waren die Verwaltungsleitungen, die zugleich weitgehend den Ansprechpartnern der DAK für ihre Versichertenbefragung entsprachen. Mitte Januar wurde an alle Krankenhäuser die noch nicht geantwortet hatten ein Erinnerungsschreiben geschickt. Zur Auswertung wurden alle Fragebögen, die bis zum 06.02.1997 eingegangen waren, berücksichtigt.[91]

5.4 Methoden

Der Fragebogen bestand aus 28 zum Teil offenen Fragen, zum Teil aus intervallskalierten, oder aus anderen geschlossenen Fragen. Davon waren vier Fragen zu Charakteristika des Hauses, acht allgemeine Fragen zu Patientenbefragungen und Qualitätssicherung und 16 Fragen zur eigentlichen DAK-Studie. Um die Anonymität der einzelnen Häuser bei der Auswertung zu wahren, wurde jedes Krankenhaus durch eine Nummer kodiert und zusammen mit den Krankenhauscharakteristika Versorgungsstufe, Trägerschaft und Anzahl der Fachabteilungen in Tabellen zu offenen Fragen aufgeführt.[92]

5.5 Realisierte Stichprobe und Repräsentativität

Von den 43 angeschriebenen Kliniken antworteten 30 in schriftlicher Form. Zwei Kliniken, die wegen des geringen Rücklaufs für ihr Haus bei der Versichertenbefragung nicht ausgewertet werden konnten, hatten nur den allgemeinen Fragebodenteil bearbeitet. In einem Fall wurde statt des Fragebogens ein Antwortbrief verfasst. Es konnten insgesamt 23 komplette Fragebögen ausgewertet werden, plus zwei inkomplette Frageböen für den ersten Teil. Zur Auswertung lagen 10 von 13 komplette Fragebögen aus öffentlichen Häusern, 11von 24 aus frei-gemeinnützigen Häusern und 2 von 6 aus Privatkliniken vor.[93]
Die Nichtteilnahme bei dieser Evaluation scheint auch nicht von der Höhe des hausspezifischen Rücklaufs von Fragebögen aus der DAK-Studie abzuhängen, was theoretisch die Bedeutung, die der DAK-Befragung hausintern zugemessen wurde, hätte

[91] Sturm, H., Trojan, A., Hildebrandt, H., zit. nach Ruprecht, Th. M. 1998, S. 140
[92] Sturm, H., Trojan, A., Hildebrandt, H., zit. nach Ruprecht, Th. M. 1998, S. 141
[93] Sturm, H., Trojan, A., Hildebrandt, H., zit. nach Ruprecht, Th. M. 1998, S. 141

beeinflussen können. In einem einzigen Fall wurde die Nichtteilnahme explizit mit Verärgerung über die Versichertenbefragung begründet.[94]

5.6 Ergebnisse

Die Interpretation der Ergebnisse muss sich auf die Beschreibung von Trends beschränken, wie[95]:

- Einschätzungen zum Nutzen von Patientenbefragungen und externen Vergleichen
- Resonanz in der Öffentlichkeit
- Kooperation mit der DAK
- Krankenhausinterne Reaktionen

(Sturm, H., Trojan, A., Hildebrandt, H., zit. nach Ruprecht, Th. M. 1998, S. 142ff.)

5.7 Zusammenfassung und Interpretation

Von 65% der Krankenhäuser wurden konkrete Veränderungen bzw. Maßnahmen als Folge der Befragung angegeben. Externe, öffentliche Vergleiche können über drei Mechanismen zu Qualitätsverbesserung führen:

- Erstens: durch indirekten Druck auf die Leistungserbringer durch Information der Öffentlichkeit.
- Zweitens: durch direkte Sanktionen entsprechend den Ergebnissen.
- Drittens: Möglichkeit besteht in der Kooperation zwischen Kostenträgern und Leistungserbringern, um in Sinne eines Synergieeffektes die gewonnen Erkenntnisse möglichst optimal für Qualitätsverbesserungen und –management auszuschöpfen.

(Sturm, H., Trojan, A., Hildebrandt, H., zit. nach Ruprecht, Th. M. 1998, S. 149)

„Zusammenfassend bleibt festzustellen, dass das Potential der Information, die mit erheblichem finanziellem und organisatorischem Aufwand gewonnen worden sind, praktisch leider nicht ausgeschöpft worden ist.“[96]

---

[94] Sturm, H., Trojan, A., Hildebrandt, H., zit. nach Ruprecht, Th. M. 1998, S. 141
[95] Vergleiche ausführlich Ruprecht, Th. M. 1998, S. 142ff.
[96] Sturm, H., Trojan, A., Hildebrandt, H., zit. nach Ruprecht, Th. M. 1998, S. 150

Alle drei genannten Wirkmechanismen eines öffentlichen, externen Qualitätsvergleichs scheinen nicht oder nicht voll zum Tragen gekommen zu sein und bergen somit unausgeschöpftes Potential. Durch intensivere Kooperation der DAK mit den Krankenhäusern hätte jedoch sicherlich weitaus mehr erreicht werden können.[97]

[97] Sturm, H., Trojan, A., Hildebrandt, H., zit. nach Ruprecht, Th. M. 1998, S. 150

6 Schlusswort

In der einschlägigen Literatur findet sich eine Vielzahl von Begriffsbestimmungen für den Terminus Evaluation. Im gesundheitswissenschaftlichen Sinne wird unter Evaluation die systematische Informationssammlung für die Bewertung von Programmen verstanden.[98] Angesichts knapper Ressourcen, dynamischen medizinischen Fortschritts, rasanten medizinischen Wissenszuwachses sollen Evaluationen rationale Entscheidungshilfen geben zur Bewertung von Strukturen, Maßnahmen, Interventionen, Prozessen und Produkten der Gesundheitsversorgung. In diesem weiteren Sinne zählen auch Neue Versorgungsformen zu Gesundheitstechnologien.[99]

Patienten spielen in der Bewertung von Gesundheitsdienstleistungen, Gesundheitsversorgung, Gesundheitstechnologien, Gesundheitsforschung etc. eine wichtige Rolle. Patientenbefragungen dienen grundsätzlich dazu, mittels Erhebungs- und Testfragen möglichst genaue und verwertbare Daten über die Ansichten und Auffassungen der Patienten zu einem bestimmten Themengebiet zu erhalten. Wie schon erwähnt wird mit Hilfe der Evaluation im Verlauf von Projekten oder Programmen das Verhältnis von angestrebten Zielen und den tatsächlich erzielten Erfolgen vorgenommen, um daran anschließend zu entscheiden, wie weiter verfahren werden soll. Auch für Budgetentscheidungen in der Forschungsförderung ist die ständige Evaluation von Bedeutung. Die meisten Evaluationen beschränken sich auf die Überprüfung der Kosten-Effektivität.[100]

Möglichkeiten der Messung bestehen in quantitativen und qualitativen Methoden. Mit quantitativen Methoden können die Grunddimensionen der Befindlichkeit von Patienten gemessen werden. Eine Methode, wie schon erwähnt, ist das **Rating** = Beurteilungsskala (Selbst- und Fremdbeurteilung). Die Vorteile bestehen in der leichten Handhabbarkeit und der schnellen Erhebung. Die Beurteilung eines Gegenstands erfolgt hinsichtlich eines bestimmten Merkmals. Eine bestimmte Zahl von Kategorien ist gleichmäßig über ein Merkmalskontinuum verteilt. Die **qualitativen Methoden** können als Ergänzungen zu den quantitativen Verfahren aufgefasst werden und bieten zusätzliche Informationen. Bei-

[98] Sinha, M. et al. 2000, S. 3
[99] Sinha, M. et al. 2000, S. 3
[100] Microsoft Encarta Enzyklopädie Professional 2005: Evaluation

spielsweise die Inhaltsanalyse von Texten, Tagebüchern und Interviews. Der Vorteil besteht in der Beschreibung der Emotionen der Patienten ohne Einengung durch vorgegebene Kategoriesysteme. Der Nachteil besteht darin, dass diese Methoden aufwendiger und weniger objektiv sind, als quantitative Methoden. Es gibt auch allgemeine Probleme bei der Erfassung wie Verfälschbarkeit, Zeitspanne zwischen Emotion und Emotionserfassung der Patienten, Uneinheitliche Begrifflichkeiten.

Patientenbefragungen dienen grundsätzlich dazu, die persönlichen Aussagen der Patienten/Innen über ihre Erwartungen und Erfahrungen, Anliegen und Ansichten systematisch zu ermitteln. Die Sicht der Patienten bei der Beurteilung von gesundheitsbezogenen Dienstleistungen ist unerlässlich, sie gewinnt zunehmend an Bedeutung bei der Steuerung des Versorgungsangebotes sowie der Entscheidungsfindung bei Behandlung und Betreuung. Insbesondere in den letzten 10 Jahren hat eine gesamtgesellschaftliche Veränderung stattgefunden, ebenso wie ein Paradigmenwechsel in Medizin und Pflege[101].
Meiner Meinung nach ist der Patient der Dreh- und Angelpunkt des Gesundheitssystems schlechthin. Dessen Präferenzen und Interessen müssen in medizinischen Versorgungsprozessen etc. stärker integriert werden.

Tatsache ist: dass es bei der Evaluation auf der einen Seite auf die Patienten/Innen ankommt, aber auf der anderen Seite auch auf das jeweilige Unternehmen[102], welche die Erhebungsinstrumente wählen. Wichtig ist, dass das Projekt, die Studie etc. repräsentativ ist und deren Ergebnisse für die Verbesserung genutzt werden können.

[101] Trotz des allgemein bekannten Pflegenotstandes in Deutschland.
[102] Hier aus dem gesundheitlichen Bereich, wie Krankenhäuser, Krankenkassen etc.

Literaturverzeichnis

Arbeitsgemeinschaft zur Förderung der Qualitätssicherung in der Medizin AQS (Hrsg.) (1999): Qualitätssicherung in der Gesundheitsversorgung. Eine Kooperationsaufgabe. Bern, Wien, New York: W. Zuckschwerdt Verlag München.

Badura, B., Siegrist, J. (Hrsg.) (2002): Evaluation im Gesundheitswesen. Ansätze und Ergebnisse. 2. Auflage 2002. Weinheim, München: Verlag Juventa.

Blum, K. (1995): Patientenbefragung als Instrument zur Qualitätssicherung beim ambulanten Operieren im Krankenhaus. Theoretische Grundlagen und empirische Ergebnisse. Düsseldorf: Deutsche Krankenhaus Verlagsgesellschaft mbH.

Bundeszentrale für gesundheitliche Aufklärung (Hrsg.) (1999): Evaluation – Ein Instrument zur Qualitätssicherung in der Gesundheitsförderung. Band 8. Köln: BZgA.

Bundeszentrale für gesundheitliche Aufklärung (Hrsg.) (2001): Was erhält den Menschen gesund? Antonovskys Modell der Salutogenese – Diskussionsstand und Stellenwert. Band 6. Köln: BZgA.

Bundeszentrale für gesundheitliche Aufklärung (Hrsg.) (2001): Qualitätsmanagement in Gesundheitsförderung und Prävention. Band 15. Köln: BZgA.

Bundeszentrale für gesundheitliche Aufklärung (Hrsg.) (2003): Leitbegriffe der Gesundheitsförderung. Glossar zu Konzepten, Strategien und Methoden in der Gesundheitsförderung. Schwabenheim an der Selz: Fachverlag Peter Sabo.

Bundeszentrale für gesundheitliche Aufklärung (Hrsg.) (2005): Qualitätszirkel in der Gesundheitsförderung und Prävention. Band 26. Köln: BZgA.

Busse, R., Riesberg, A. (2005): Gesundheitssysteme im Wandel: Deutschland. WHO Regionalbüro für Europa im Auftrag des Europäischen Observatoriums für Gesundheitssysteme und Gesundheitspolitik: Kopenhagen.

Döhner, H., Kofahl, Ch. (Hrsg.) (2000): Versorgungsmanagement-eine Angelegenheit nur der Profis? Die Gesundheitsmappe in der Hand des Patienten. Sankt Augustin: Asgard-Verlag.

DUDEN (2001): Das Fremdwörterbuch. 7., neu bearbeitete und erweiterte Auflage. Mannheim, Leipzig, Wien, Zürich: Dudenverlag.

Heiner, M. (Hrsg.) (1996): Qualitätsentwicklung durch Evaluation. Freiburg: Lambertus Verlag.

Hurrelmann, K., Klotz, Th., Haisch, J. (Hrsg.) (2004): Lehrbuch Prävention und Gesundheitsförderung. Bern, Göttingen, Toronto, Seattle: Verlag Hans Huber.

Kranich, Ch., Vitt, K.D. (Hrsg.) (2003): Das Gesundheitswesen am Patienten orientieren. Qualitätstransparenz und Beschwerdemanagement als Gradmesser für ein patienten -freundliches Gesundheitssystem. Acht europäische Länder im Vergleich. Frankfurt am Main: Mabuse-Verlag.

Longman (2003): Dictionary of Contemporary English. Pearson Education Limited. Edinburgh Gate, Harlow, Essex, England and associated Companies throughout the world: Langenscheidt.

Menge, H. (2001): Langenscheidts Taschenwörterbuch Latein. Berlin, München: Langenscheidt KG.

Microsoft Encarta Enzyklopädie Professional (2005): Stichwort „Evaluation".

Mühlbacher, A. (2002): Integrierte Versorgung. Management und Organisation. Bern: Verlag Hans Huber.

Müller, K., Thielhorn, U. (2000): Zufriedene Kunden? Die Qualität ambulanter Pflege aus der Sicht der Patienten. Stuttgart, Berlin, Köln: Verlag W. Kohlhammer.

Naidoo, J., Wills, J. (2003): Lehrbuch der Gesundheitsförderung. First edition 1994; Edinburg, London, New York. 1. Auflage der deutschen Ausgabe: August 2003. Hrsg.: BZgA – Bundeszentrale für gesundheitliche Aufklärung. Köln.

Pschyrembel (2002): Klinisches Wörterbuch. 259. Auflage. Berlin, New York: de Gruyter.

Rosenbrock, R., Gerlinger, Th. (2004): Gesundheitspolitik. Eine systematische Einführung. Bern, Göttingen, Toronto, Seattle: Verlag Hans Huber.

Ruprecht, Th. M. (Hrsg.) (1998): Experten fragen - Patienten antworten. Patientenzentrierte Qualitätsbewertung von Gesundheitsdienstleistungen – Konzepte, Methoden, praktische Beispiele. Sankt Augustin: Asgard-Verlag.

Satzinger, W., Trojan, A., Kellermann-Mühlhoff, P. (Hrsg.) (2001): Patientenbefragungen in Krankenhäusern. Konzepte, Methoden, Erfahrungen. Sankt Augustin: Asgard-Verlag.

Schrank, S. (2004): Fragen Sie Ihre Patienten – bevor es der MDK tut. Kundenbefragung als Element der Qualitätssicherung in der ambulanten Pflege. Hannover: Schlütersche Verlagsgesellschaft.

Schupeta, E., Hildebrandt, H. (Hrsg.) (1999): Patientenzufriedenheit messen und steigern. Was Krankenhäuser von Patienten lernen können. Erfahrungen und Folgerungen aus einem Vergleich von 45 Krankenhäusern durch Versicherte der DAK. Sankt Augustin: Asgard-Verlag.

Schwartz, F.W., Badura, B., Busse, R., Leidl, R., Raspe, H., Siegrist, J., Walter, U. (Hrsg.) (2003): Das Public Health Buch. Gesundheit und Gesundheitswesen. 2. Auflage. München, Jena: Verlag Urban & Fischer.

Sinha, M., Henke, K.D., Räbiger, J., Brenner, M.H., Klatt, S. (2000): Evaluation Managed – Care – orientierter Versorgungsformen im Gesundheitswesen – ein Werkstattbericht-. Berlin: Veröffentlichungsreihe des Berliner Zentrums Public Health.

Thiede, M. (1998): Gesundheit und Wirtschaftlichkeit. Ein Beitrag zu Evaluation und Verteilung von Gesundheitsgütern im System der gesetzlichen Krankenversicherung. Frankfurt am Main: Verlag Peter Lang.

Troschke, J.v., Mühlbacher, A. (2005): Grundwissen Gesundheitsökonomie, Gesundheitssystem, Öffentliche Gesundheitspflege. Bern: Verlag Hans Huber.

Walther, S. (2001): Abgefragt?! Pflegerische Erstgespräche im Krankenhaus. Robert Bosch Stiftung (Hrsg.): Reihe Pflegewissenschaft. Bern: Verlag Hans Huber.

WHO- World Health Organisation (2005): The World Health Report 2005. Make every mother and child count. France.

Internetverzeichnis

Antes, G., Jöckel, K.-H., Kohlmann, Th., Raspe, H., Wasem, J. (2007): Kommentierende Synopse der Fachpositionen zur Kosten – Nutzenbewertung für Arzneimittel. Erstellt im Auftrag des Bundesministeriums für Gesundheit. [Format: PDF, Zeit: 19.02.2008, Adresse: Url: http://www.uni-duisburg-essen.de/medman/Lehrstuhl/Aktuelles/SynopseAntes-et-al.pdf].

BMBF (2007): Begriffsdefinition und Einführung. Dokumentation des ersten gemeinsamen Workshops von GFR und IQWiG am 04. September 2007 in Berlin. [Format: PDF, Zeit: 19.02.2008, Adresse: Url: http://www.gesundheitsforschung-bmbf.de/_media/DLR_Nutzenbewert_07-11-22_Druckversion.pdf].

Bundesvereinigung für Gesundheit e.V. (2005): Experten-Hearing „Präventiver Hausbesuch im Alter“. Dokumentation. [Format: PDF, Zeit: 19.02.2008, Adresse: Url: http://www.dip-home.de/material/downloads/Dokumentation_Experten_Hearing.pdf].

Clouth, J. (2007): Gesundheitsökonomie als Entscheidungshilfe. Kritische Diskussion der Grundlagen, - Anwendung auf die Behandlung von Schizophrenie und schwerer Sepsis – Empirischer Test. Dissertation zur Erlangung des Doktorgrades des Fachbereichs Gesellschaftswissenschaften der Justus-Liebig-Universität Gießen. [Format: PDF, Zeit: 19.02.2008, Adresse: Url: http://geb.uni-giessen.de/geb/volltexte/2007/4839/pdf/ClouthJohannes-2007-07-11.pdf].

DIMDI (2003): Methoden der Metaanalyse von diagnostischen Genauigkeitsstudien. Band 2. [Format: PDF, Zeit: 19.02.2008, Adresse: Url: http://gripsdb.dimdi.de/de/hta/hta_berichte/hta025_bericht_de.pdf].

GFK : Patientenzufriedenheit.
[Format: PDF, Zeit: 19.02.2008, Adresse: Url:
http://www.gfk.at/de/download/present/03_products/health/Patientenzufriedenheit.pdf].

IPP-Info (2006): NutzerInnenorientierung im Gesundheitswesen. Institut für Public Health und Pflegeforschung. Universität Bremen. Ausgabe 02 Frühjahr 2006.
[Format: PDF, Zeit: 19.02.2008, Adresse: Url:
http://www.public-health.uni-bremen.de/doc/IPP_info_no2_web.pdf].

IQWiG (2005a): Evidenzbasierte Gesundheitsinformation für Bürger und Patienten. Methoden.
[Format: PDF, Zeit: 19.02.2008, Adresse: Url: http://www.iqwig.de/download/P04-01_Methoden_evidenzbasierte_Gesundheitsinformation_fuer_Buerger_und_Patienten_Version_1.0.pdf].

IQWiG (2005b): Methoden.
[Format: PDF, Zeit: 19.02.2008, Adresse: Url:
http://www.iqwig.de/download/Methoden_IQWiG_V-1-0.pdf].

IQWiG (2006a): Entwicklung und Erstellung eines Prognosemodells zur Ermittlung der Auswirkungen von Schwellenwerten auf die Versorgung. Abschlussbericht.
[Format: PDF, Zeit: 19.02.2008, Adresse: Url: http://www.iqwig.de/download/G05-01A_Abschlussbericht_Prognosemodell_zur_Ermittlung_der_Auswirkungen_von_Schwellenwerten..pdf].

IQWiG (2006b): Jahresbericht 2006.
[Format: PDF, Zeit: 19.02.2008, Adresse: Url:
http://www.iqwig.de/download/Jahresbericht_2006_neu.pdf].

IQWiG (2008): Methodik für die Bewertung von Verhältnissen zwischen Nutzen und Kosten im System der deutschen gesetzlichen Krankenversicherung.
[Format: PDF, Zeit: 19.02.2007, Adresse: Url:

http://www.iqwig.de/download/08-01-24-Methoden_Kosten-Nutzen-Bewertung_Version_1_0.pdf].

Kranich, Ch. (2005): Patientenkompetenz oder Was müssen Patienten wissen und können? Verbraucherzentrale Hamburg e.V. Fachabteilung Gesundheitsdienstleistungen.
[Format: PDF, Zeit: 19.02.2008, Adresse: Url: http://www.patient-als-partner.de/tagung2005/pdf/Vortrag_Kranich.pdf].

Lange, S. (2005): Wissenschaftliche Bewertung von nichtmedikamentösen Verfahren. BVMed, Berlin 06.09.2005.
[Format: PDF, Zeit: 19.02.2008, Adresse: Url: http://www.bvmed.de/stepone/data/downloads/7f/a3/00/Lange060905.pdf].

Lange, S. (2007): Surrogate und patientenrelevante Endpunkte. IQWiG. GRPG, Wissenschaftliches Symposium, 08.11.2007.
[Format: PDF, Zeit: 19.02.2008, Adresse: Url: http://www.grpg.de/aktivitaeten/veranstaltungen/abstracts/unterlagen081107/lange.pdf].

Letzel, H., Pfützner, A., Forst, Th. (2006): Insulinanaloga bei Diabetes mellitus Typ 2 – Innovation oder Versorgungsirrtum?
[Format: PDF, Zeit: 19.02.2008, Adresse: Url: http://www.ds-herz.de/fileadmin/D-ST_H/pdfs/DSH200603_Letzel_Internet_20060411.pdf].

Müller, Th. (2007): Kosten-Nutzen-Bewertung und Zweitmeinung – Neue Instrumente für eine wirtschaftliche und sichere Arzneimitteltherapie. 24. Oktober 2007 Presseseminar des Gemeinsamen Bundesausschuss.
[Format: PDF, Zeit: 19.02.2008, Adresse: Url: http://www.g-ba.de/downloads/17-98-2463/2007-10-24-Presseseminar-M%C3%BCller.pdf].

Nagel, G. (2004): Patientenkompetenz. Krankenhauspharmazie 2005; 26: 128-33.
[Format: PDF, Zeit: 19.02.2008, Adresse: Url: http://web53.admin.teclab.de/de/media/6_md.pdf].

Pfaff, H. (2005): Versorgungsqualität. Vortrag zum 4. EKG-Jahrestreffen. 17. November 2005, Essen-Kettwig.
[Format: PDF, Zeit: 19.02.2008, Adresse: Url: http://www.zvfk.de/content/e2663/e375/e819/Pfaff_H_Versorgungsqualitt_Essen-KettwigerGesprche.pdf].

Raspe, H. : Konzept und Methoden der Evidenz-basierten Medizin: Besonderheiten, Stärken, Grenzen, Schwächen und Kritik. Institut für Sozialmedizin Universitätsklinikum Schleswig-Holstein, Campus Lübeck.
[Format: PDF, Zeit: 19.02.2008, Adresse: Url: http://www.med.uni-magdeburg.de/fme/institute/ism/Lehre/Wahlfach/Hintergrundmaterial/konzepte_ebm_raspe.pdf].

Schnell-Inderst, P., Hessel, F., Siebert, U., Klauss, V., Wasem, J. (2005): Medizinische und ökonomische Evaluation Medikamente-freisetzender Stents bei perkutanen Koronarinterventionen im Vergleich zu konventionellen Stents und Bypassoperationen – ein Health Technology Assessment. Uni Duisburg-Essen.
[Format: PDF, Zeit: 19.02.2008, Adresse: Url: http://www.uni-essen.de/medizin-management/Lehrstuhl/Forschung/Berichte/DESHTA.pdf].

Schulenburg, J.M. (2007): Methoden zur Ermittlung von Kosten-Nutzen-Relationen für Arzneimittel in Deutschland. Ordinarius für Wirtschaftswissenschaften an der Leibniz Universität Hannover.
[Format: PDF, Zeit: 19.02.2008, Adresse: Url: http://www.glaxosmithkline.de/docs-pdf/patienten/PB705/08.2-Gutachten-Kosten-Nutzen-VFA.pdf].

Steckelberg, A., Berger, B., Köpke, S., Heesen, Ch., Mühlhauser, I. (2005): Kriterien für evidenzbasierte Patienteninformationen.
[Format: PDF, Zeit: 19.02.2008, Adresse: Url: http://www.chemie.uni-hamburg.de/igtw/Gesundheit/images/pdf/Steckelbergetal.pdf].

Wüthrich-Schneider, E. (2000): Patientenzufriedenheit – Wie messen? Schweizerische Ärztezeitung 2000; 81: Nr.21.
[Format: PDF, Zeit: 19.02.2008, Adresse: Url: http://www.saez.ch/pdf/2000/2000-21/2000-21-425.pdf].

Abkürzungen

Abb.	=	Abbildung
allg.	=	allgemein
Anh.	=	Anhang
AOK	=	Allgemeine Ortskrankenkasse
Aufl.	=	Auflage
Ausg.	=	Ausgabe
Bd.(e)	=	Band/Bände
bes.	=	besonders
BZgA	=	Bundeszentrale für gesundheitliche Aufklärung
bzw.	=	beziehungsweise
ca.	=	circa
DAK	=	Deutsche Angestellten Krankenkasse
d.h.	=	das heißt
DIMDI	=	Deutsches Institut für Medizinische Dokumentation und Information
ebd.	=	ebenda
Hg./Hrsg.	=	Herausgeber
IQWiG	=	Institut für Qualität und Wirtschaftlichkeit im Gesundheitswesen
Mio.	=	Million/en
Mrd.	=	Milliarde/n
OECD	=	Organization for Economic Cooperation and Development
S.	=	Seite
s.	=	siehe
Tab.	=	Tabelle
u.a.	=	und andere/unter anderem
usf.	=	und so fort
usw.	=	und so weiter
vgl.	=	vergleiche

WHO	=	World Health Organisaton, Unterorganisation der United Nations (UN)
z.B.	=	zum Beispiel
zit. nach	=	zitiert nach
z.T.	=	zum Teil